Silvio Summermatter
La médecine traditionnelle à la lumière de la recherche moderne

AF286967

bup

Silvio Summermatter
La médecine traditionnelle à la lumière de la recherche moderne
Ce que la médecine populaire peut à nouveau apporter aujourd'hui

ISBN : 978-3-911075-65-7
Également disponible en e-book
Disponible en livre de poche et en livre électronique en anglais, alle-
mand, français, espagnol, italien, néerlandais et suédois

Copyright : Bremen University Press
Lieu de publication : Brême
Édition 1, 15 novembre 2023
Version 1.0
Imprimé en UE, UK, USA, JP, AUS
bup@bremenuniversitypress.com
www.bremenuniversitypress.com

Silvio Summermatter
La médecine traditionnelle à la lumière de la recherche moderne

Contenu

Introduction

La médecine populaire, également connue sous le nom de médecine traditionnelle, est un terme qui englobe les pratiques et les croyances médicales qui se sont développées dans différentes cultures au fil des générations. Elle contraste souvent fortement avec la médecine moderne basée sur la science et repose principalement sur les connaissances traditionnelles et empiriques d'une culture ou d'un groupe ethnique donné. Cette forme de médecine est profondément enracinée dans l'histoire et la culture d'une société et reflète les relations des personnes avec leur environnement, leurs croyances spirituelles et leur héritage culturel.

L'une des caractéristiques de la médecine traditionnelle est l'utilisation de ressources naturelles telles que les herbes, les plantes et les minéraux, parfois complétées par des produits animaux, pour traiter ou prévenir les problèmes de santé. Contrairement à la médecine moderne, qui s'appuie sur la recherche scientifique et les essais cliniques, les connaissances de la médecine traditionnelle sont généralement transmises oralement de génération en génération. Ce savoir comprend l'utilisation de certaines plantes médicinales, la réalisation de rituels de guérison et l'utilisation de méthodes de traitement spécifiques.

La médecine traditionnelle considère souvent l'être humain dans sa globalité et tient compte non seulement des symptômes physiques, mais aussi des aspects mentaux, émotionnels, sociaux et spirituels. Dans certains cas, la science moderne a validé certains aspects de la médecine traditionnelle et l'efficacité de certaines pratiques et de certains remèdes naturels a été confirmée par la recherche scientifique. Cela a eu pour conséquence que certains éléments de la médecine traditionnelle ont été intégrés dans la médecine conventionnelle.

Les pratiques de la médecine traditionnelle sont très variées et varient fortement d'une culture à l'autre. Elles peuvent inclure des rituels, des prières, des pratiques magiques ainsi que l'utilisation de plantes ou d'animaux et des thérapies manuelles telles que des massages et des manipulations articulaires.

Se tourner vers la médecine traditionnelle

Ces dernières années, on observe un intérêt croissant pour la médecine traditionnelle, ce qui peut s'expliquer par différents facteurs. L'une des principales raisons est l'intérêt croissant pour les approches naturelles et holistiques de la prévention et du traitement de la santé. De nombreuses personnes recherchent des alternatives à la médecine conventionnelle, que ce soit en raison d'inquiétudes concernant les effets secondaires des médicaments sur ordonnance, d'un scepticisme généralisé à l'égard de l'industrie pharmaceutique ou d'un désir de traitements impliquant l'ensemble de la personne, c'est-à-dire le corps, l'esprit et l'âme.

En outre, il existe une appréciation croissante des connaissances traditionnelles et des pratiques culturelles ancrées dans la médecine traditionnelle. Dans un monde de plus en plus dominé par la technologie et la pensée scientifique, de nombreuses personnes cherchent des moyens de se connecter à des modes de vie traditionnels et plus naturels. La médecine traditionnelle offre ici un accès à des connaissances ancestrales, souvent étroitement liées à la nature et aux traditions locales.

En outre, la recherche moderne a souvent confirmé l'efficacité de certaines pratiques médicales traditionnelles et de certains remèdes naturels, ce qui a conduit à une plus grande acceptation et légitimité de ces méthodes par le public. Cette validation scientifique a changé la vision des choses et a encouragé davantage de personnes à explorer des méthodes de guérison alternatives.

Histoire de la médecine traditionnelle

L'histoire de la guérison est aussi ancienne que l'humanité elle-même et se reflète dans l'évolution de la compréhension de la maladie et de la santé dans différentes cultures et époques. Au fil des millénaires, l'art de la guérison a évolué de pratiques magiques et spirituelles vers une médecine plus scientifique, chaque culture apportant ses contributions et perspectives uniques.

À l'époque préhistorique, la guérison était principalement basée sur la spiritualité et les rituels. Les maladies étaient souvent considérées comme le résultat de forces surnaturelles ou comme une punition des dieux. Les chamans ou les guérisseurs spirituels utilisaient des herbes, des rituels et des incantations pour traiter les maladies. Ces pratiques étaient profondément ancrées dans les systèmes de croyances et les traditions des communautés.

Avec l'essor des civilisations anciennes comme l'Égypte, la Mésopotamie, la Chine et l'Inde, des approches plus systématiques de la guérison ont commencé à se développer. Dans l'Égypte ancienne, par exemple, les connaissances médicales étaient consignées dans des papyrus qui contenaient des descriptions détaillées des maladies et de leurs traitements. Les guérisseurs égyptiens étaient également versés dans la chirurgie, notamment dans le traitement des plaies et la dentisterie.

Dans le monde antique grec et romain, des progrès importants ont été réalisés dans le domaine de la médecine. Hippocrate, souvent appelé le "père de la médecine", rejetait les explications surnaturelles des maladies et encourageait au contraire une approche rationnelle de la médecine. Il accordait une grande importance à la diététique, aux facteurs environnementaux et à l'influence du mode de vie sur la santé. À Rome, Galien a largement contribué au développement de la science médicale par ses écrits et ses études anatomiques.

Au Moyen Âge, la vision religieuse de la guérison dominait en Europe. Les monastères jouaient un rôle important dans les soins aux malades, offrant une guérison tant spirituelle que physique. Dans le monde islamique, cependant, la médecine a connu un âge d'or ; des médecins comme Avicenne ont rédigé des ouvrages complets rassemblant des connaissances médicales issues de différentes cultures.

La Renaissance a marqué un retour aux sources classiques et a entraîné un regain d'intérêt pour la recherche scientifique en médecine. La découverte de la circulation sanguine par William Harvey au XVIIe siècle et le développement de la microbiologie par des scientifiques tels que Louis Pasteur et Robert Koch au XIXe siècle ont été des jalons qui ont fondamentalement modifié notre compréhension des maladies et de leur traitement.

Les 20e et 21e siècles ont vu d'énormes progrès dans la technologie médicale, la pharmacologie et les techniques chirurgicales. Le développement d'antibiotiques, de vaccins et d'appareils de diagnostic avancés a permis d'améliorer considérablement l'espérance de vie et la qualité des soins de santé. Parallèlement, nous assistons à une résurgence de l'intérêt pour les méthodes de guérison holistiques et alternatives, ce qui conduit à une approche intégrative de la médecine moderne.

Préservation des connaissances médicales traditionnelles

La préservation des connaissances médicales, en particulier des connaissances médicales populaires et traditionnelles, revêt une grande importance pour plusieurs raisons.

Tout d'abord, ce savoir représente un héritage culturel. Il représente la sagesse et les expériences accumulées au fil des générations dans différentes communautés. Il est important de préserver cet héritage afin de favoriser la compréhension et l'appréciation du contexte historique et culturel des différentes pratiques de guérison.

En outre, la médecine traditionnelle offre souvent un aperçu de méthodes et de remèdes qui n'ont pas encore été entièrement étudiés ou compris par la médecine moderne. De nombreux médicaments utilisés aujourd'hui, comme l'aspirine, trouvent leur origine dans des remèdes traditionnels. L'étude de ces pratiques traditionnelles peut donc contribuer au développement de nouveaux médicaments et thérapies.

En outre, la médecine traditionnelle joue un rôle important dans les soins de santé dans de nombreuses régions du monde. Dans les régions où l'accès à la médecine moderne est limité ou inabordable, les pratiques médicales traditionnelles constituent souvent la première ou la seule forme de soins de santé. La connaissance de ces pratiques est donc cruciale pour le bien-être de nombreuses communautés.

La préservation de ces connaissances implique également la reconnaissance et le respect des valeurs et des croyances qui existent dans différentes cultures en matière de santé et de guérison. Ceci est particulièrement important dans un monde globalisé, où la compréhension et l'appréciation de la diversité culturelle sont de plus en plus considérées comme essentielles pour la cohésion sociale et la coexistence pacifique.

Enfin, la documentation et la préservation des connaissances médicales traditionnelles offrent une base pour la recherche et le développement futurs en médecine. Elle permet aux scientifiques, aux praticiens de la santé et aux médecins d'apprendre des connaissances passées, de les analyser et de les améliorer si nécessaire. À une époque où le monde est confronté à de nouveaux défis en matière de santé, la médecine traditionnelle peut offrir des alternatives ou des compléments précieux aux méthodes de traitement modernes.

Pour toutes ces raisons, la préservation du savoir de la médecine populaire et des méthodes médicales traditionnelles n'est pas seulement une question d'héritage culturel, mais aussi un aspect important de la prévention sanitaire globale et du progrès médical.

Médecine traditionnelle ou alternative ?

La médecine traditionnelle et la médecine alternative sont des termes souvent utilisés pour décrire des méthodes de guérison qui se situent en dehors de la pratique médicale conventionnelle, orientée vers l'Occident. Bien qu'elles présentent quelques points communs, il existe entre elles des différences fondamentales.

la médecine traditionnelle se réfère avant tout à des pratiques de guérison traditionnelles qui sont apparues au sein d'une culture ou d'une communauté donnée et qui ont évolué au fil du temps. Ces pratiques sont souvent transmises de génération en génération et sont basées sur les connaissances, les croyances et les expériences d'une culture ou d'un groupe ethnique donné. La médecine traditionnelle englobe une grande variété de pratiques, notamment l'utilisation d'herbes médicinales, les thérapies physiques, les guérisons spirituelles et les rites. Typiquement, elle est profondément enracinée dans l'histoire, les traditions et les structures sociales de la communauté.

La médecine alternative, en revanche, est un terme plus large qui englobe une multitude de méthodes de guérison proposées comme alternative ou complément à la médecine occidentale conventionnelle. Cela inclut des pratiques qui ne sont pas nécessairement basées sur des pratiques culturelles traditionnelles, mais aussi des pratiques qui peuvent être d'origine plus récente. Les médecines alternatives comprennent des approches telles que l'acupuncture, l'homéopathie, la naturopathie, la chiropratique et de nombreuses autres formes de thérapie. Elles résultent souvent d'une combinaison de différentes croyances et approches philosophiques et peuvent intégrer des éléments de différentes cultures et traditions.

Une différence essentielle réside donc dans leurs origines et leur ancrage culturel. La médecine traditionnelle est profondément enracinée dans la culture et la tradition spécifiques d'une communauté, tandis que la médecine alternative englobe un éventail plus large de

pratiques issues de cultures et d'horizons philosophiques différents et n'est pas nécessairement liée à une
culture particulière.

En outre, le degré de reconnaissance et d'acceptation de
ces deux formes de guérison varie. Les pratiques de médecine alternative sont souvent organisées de manière
plus formelle et peuvent, dans certains cas, faire partie
de l'offre de soins de santé, tandis que la médecine traditionnelle est généralement plus informelle et plus souvent pratiquée au sein des communautés ou des familles.

Ces deux approches partagent toutefois l'objectif de promouvoir la santé et le bien-être et offrent souvent une
perspective plus holistique de la santé et de la maladie
que la médecine conventionnelle. Ce faisant, elles complètent souvent la médecine conventionnelle, mais peuvent également être utilisées indépendamment de celle-
ci. Tant la médecine populaire que la médecine alternative soulignent l'importance de la prévention et du traitement des maladies dans un contexte plus large, qui englobe les facteurs physiques, psychologiques, sociaux et
spirituels.

Médecine traditionnelle ou moderne ?

La médecine traditionnelle et la médecine moderne dif-
fèrent sur plusieurs aspects fondamentaux, qui concernent à la fois leurs pratiques et leurs fondements philosophiques. Ces différences se reflètent dans leurs approches respectives du traitement des maladies, dans

leurs méthodes de diagnostic, dans leurs philosophies de la guérison et dans la manière dont les connaissances et les pratiques sont transmises et validées.

Premièrement, la médecine moderne est basée sur des principes et des méthodes scientifiques. Elle utilise des approches fondées sur des preuves, dans lesquelles les traitements et les médicaments sont appliqués sur la base d'études scientifiques et d'essais cliniques. La médecine moderne accorde une grande importance à la quantification et à la mesure objective des états de santé et s'oriente vers des protocoles de traitement standardisés. En outre, la médecine moderne est divisée en champs hautement spécialisés, les médecins et les praticiens étant formés dans des domaines spécifiques tels que la cardiologie, la neurologie ou l'oncologie.

En revanche, la médecine traditionnelle est davantage ancrée dans les traditions et les croyances d'une culture ou d'une communauté particulière. Ses pratiques et ses remèdes sont souvent basés sur des connaissances locales et transmis par l'expérience et la tradition orale. La médecine traditionnelle considère souvent la maladie et la santé dans un contexte plus global, qui inclut non seulement les aspects physiques, mais aussi spirituels, émotionnels et sociaux. Leurs méthodes ne sont pas toujours validées au sens de la science moderne, ce qui ne signifie pas pour autant qu'elles sont inefficaces. De nombreuses méthodes de guérison traditionnelles ont fait leurs preuves au fil des siècles et sont profondément enracinées dans les modes de vie et les croyances des gens.

Une autre différence réside dans la manière dont les diagnostics sont posés et les traitements effectués. Dans la médecine moderne, les diagnostics sont souvent basés sur des examens technologiques tels que des tests sanguins, des radiographies et d'autres techniques d'imagerie. Les traitements impliquent souvent l'utilisation de produits pharmaceutiques et d'interventions chirurgicales. Dans la médecine traditionnelle, en revanche, les diagnostics et les traitements sont plutôt basés sur l'observation des symptômes et sur l'utilisation de remèdes naturels tels que les herbes, les essences ou des techniques manuelles spécifiques.

De plus, la médecine moderne et la médecine traditionnelle se distinguent par leur approche du traitement des patients. La médecine moderne est souvent centrée sur la maladie, c'est-à-dire qu'elle se concentre sur la lutte contre des maladies ou des symptômes spécifiques. La médecine traditionnelle, en revanche, tend à considérer l'individu davantage dans sa globalité et s'efforce d'établir un équilibre entre le corps, l'esprit et l'environnement.

Enfin, la manière dont les connaissances sont accumulées et transmises diffère également. Dans la médecine moderne, cela passe par l'éducation formelle, la recherche et la publication dans des revues scientifiques. La médecine traditionnelle, en revanche, repose sur la transmission du savoir de génération en génération, souvent sous forme orale et par le biais d'instructions pratiques.

Dans la pratique, la médecine moderne et la médecine traditionnelle se complètent souvent. De nombreuses personnes utilisent des éléments des deux systèmes pour promouvoir leur santé et leur bien-être. Chaque système a ses points forts et sa légitimité, et le respect des deux approches est essentiel pour une compréhension globale de la santé et de la guérison.

Racines historiques et culturelles de la médecine traditionnelle

La médecine populaire est ancrée de manière unique et profonde dans différentes cultures tout autour du globe.

Dans la culture chinoise, par exemple, elle est connue sous le nom de médecine traditionnelle chinoise et comprend une variété de pratiques telles que l'acupuncture et la phytothérapie, basées sur des concepts tels que le yin et le yang ainsi que la circulation du qi.

En Inde, la médecine ayurvédique s'est développée en parallèle. Elle se base sur l'idée d'un équilibre harmonieux entre le corps, l'esprit et l'environnement et intègre des méthodes telles que le yoga et la phytothérapie.

Les peuples indigènes d'Amérique du Nord ont également une riche tradition de pratiques médicales fortement influencées par leurs croyances spirituelles et leur profond attachement à la nature. Il en va de même dans de nombreuses cultures africaines, où les guérisseurs traditionnels utilisent des herbes médicinales et des pratiques spirituelles solidement ancrées dans la communauté.

En Europe, en particulier dans les zones rurales, une riche médecine traditionnelle s'est également établie, basée sur des rituels de guérison anciens et sur l'herboristerie, et étroitement liée aux traditions et aux coutumes locales.

Dans les régions d'Amérique latine et des Caraïbes, une forme unique de médecine traditionnelle a à son tour vu le jour, combinant des éléments indigènes, africains et européens, comme par exemple dans la tradition du curanderismo, qui comprend différentes formes de thérapie corporelle, de médecine par les plantes et de guérison spirituelle.

Ces pratiques culturelles de médecine populaire sont plus que de simples interventions médicales ; elles incarnent une compréhension profonde de la vie, de la nature et de l'existence humaine. Ces traditions de guérison reflètent une vision holistique qui ne vise pas seulement à guérir le corps physique, mais aussi à rétablir l'équilibre émotionnel, spirituel et social.

Dans les médecines chinoise et indienne, par exemple, la santé n'est pas seulement considérée comme l'absence de maladie, mais comme un état de bien-être physique, mental et social complet. Cette vision se distingue nettement de l'approche plutôt axée sur les symptômes de la médecine occidentale. La médecine traditionnelle chinoise accorde une grande attention à la prévention des maladies et enseigne que le maintien de l'équilibre du yin et du yang dans le corps est crucial pour la santé.

De même, les peuples indigènes d'Amérique du Nord et les cultures africaines possèdent un riche héritage de connaissances sur les pouvoirs curatifs des plantes et des substances naturelles, souvent étroitement liées à des croyances spirituelles. Dans ces traditions, la santé est considérée comme une interaction harmonieuse entre l'homme et la nature, et la maladie est souvent interprétée comme le

16

résultat d'un équilibre perturbé ou comme la conséquence de disharmonies dans la vie sociale ou spirituelle.

En Europe, la médecine traditionnelle s'est développée à partir d'un mélange d'anciens rites de guérison, d'herboristerie et de connaissances transmises localement. Ces pratiques sont souvent étroitement liées à la flore locale et aux conditions environnementales spécifiques, ce qui implique une connaissance et une compréhension profondes de la nature et de ses pouvoirs de guérison.

Les traditions de guérison d'Amérique latine et des Caraïbes, comme la pratique du curanderismo, réunissent également une variété impressionnante d'influences et reflètent l'histoire complexe de ces régions. L'intégration d'éléments spirituels, l'utilisation de plantes médicinales et l'accent mis sur la guérison émotionnelle et spirituelle sont des aspects centraux de ces traditions.

Ces multiples formes de médecine populaire offrent non seulement des méthodes de guérison alternatives, mais contribuent également à la richesse culturelle et à la diversité des pratiques médicales. Elles nous rappellent qu'il existe de nombreuses façons de comprendre et de promouvoir la santé et le bien-être, et elles nous apprennent à apprécier la sagesse et les connaissances de différentes cultures.

D'importants guérisseurs à travers les siècles

Au fil des siècles, il y a eu de nombreux guérisseurs importants dont les pratiques et les connaissances ont eu une influence marquante sur le développement de la médecine et de la science de la guérison. Ces guérisseurs, issus de cultures et d'époques différentes, ont contribué de manière décisive à l'évolution de l'art de guérir grâce à leur travail, leurs connaissances et leurs innovations.

Dans le monde antique, Hippocrate, un médecin grec du 4e siècle avant J.-C., était une figure clé. Souvent appelé le "père de la médecine", il est connu pour ses efforts visant à libérer la médecine de la magie et de la mythologie et à la fonder sur l'observation et la raison. Hippocrate a souligné l'importance de la diététique et a défendu l'idée que les maladies avaient des causes naturelles et n'étaient pas des punitions divines. Son célèbre serment, le serment d'Hippocrate, est encore considéré aujourd'hui comme le fondement éthique de la pratique médicale.

Au Moyen Âge, Hildegard von Bingen, abbesse bénédictine allemande, a joué un rôle important dans le développement de la médecine occidentale. Elle a rédigé plusieurs ouvrages sur la médecine et les herbes médicinales et était considérée comme une experte dans l'utilisation des plantes et des remèdes naturels. Sa vision holistique de la santé et de la maladie, qui englobait à la fois les aspects spirituels et physiques, était révolutionnaire pour son époque.

Dans le monde islamique, Avicenne (Ibn Sina), un polymathe persan des 10e et 11e siècles, a apporté une contribution essentielle à la médecine. Son œuvre la plus célèbre, "Le livre de la guérison", est une encyclopédie complète qui traite non seulement de médecine, mais aussi de sujets philosophiques et scientifiques. Son "Canon de la médecine" a été un manuel standard dans les universités d'Europe et du Moyen-Orient pendant plusieurs siècles.

En Chine, le médecin Sun Simiao était connu au 7e siècle pour son travail dans la médecine traditionnelle chinoise. Il a écrit de vastes ouvrages sur la phytothérapie, la diététique et l'acupuncture et a mis l'accent sur la responsabilité éthique du médecin envers ses patients.

Dans les temps modernes, Paracelse, un médecin et alchimiste suisse du 16e siècle, a été une figure clé de la période de transition entre la médecine médiévale et la médecine moderne. Il a critiqué la pratique médicale de l'époque, la jugeant trop dépendante d'autorités telles que Galien et Avicenne, et a préconisé à la place l'observation directe de la nature et la recherche expérimentale. Il est considéré comme l'un des pères de la pharmacologie moderne et a introduit le concept selon lequel la dose et la toxicité jouent un rôle central dans l'utilisation des médicaments.

Galien de Pergame, un médecin gréco-romain du IIe siècle, était une autre figure centrale de l'histoire de la médecine. Ses nombreux écrits et théories, notamment sur l'anatomie, la physiologie et la pathologie, ont dominé la pensée médicale pendant près d'un millénaire et demi. Ses idées, comme la théorie des quatre humeurs, ont eu une profonde influence sur la pratique médicale au Moyen Âge et à la Renaissance.

Dans le domaine de la médecine par les plantes et de la naturopathie, Nicholas Culpeper, un botaniste, herboriste et astrologue anglais du 17e siècle, était très influent. Il a rédigé l'ouvrage "The Complete Herbal", qui contenait des descriptions détaillées de centaines de plantes médicinales ainsi que leur utilisation médicale. L'approche de Culpeper visant à rendre les connaissances médicales accessibles au grand public était révolutionnaire à son époque et a contribué à populariser la médecine par les plantes en Angleterre.

Une autre figure clé était Samuel Hahnemann, un médecin allemand qui a vécu à la fin du 18e et au début du 19e siècle. Il est le fondateur de l'homéopathie, une branche de la médecine alternative basée sur le principe "le semblable est guéri par le semblable". Les idées d'Hahnemann étaient controversées à son époque, mais son travail a eu une influence durable sur le développement des méthodes de guérison alternatives.

Dans la médecine traditionnelle indienne, l'ayurvéda, Charaka, un ancien savant indien, se distingue particulièrement. Il a rédigé l'un des textes fondamentaux de la médecine ayurvédique, le Charaka Samhita, qui contient des informations complètes sur différents aspects de la médecine, y compris l'étiologie, la symptomatologie et les procédures thérapeutiques pour une grande variété de maladies.

Dans le monde islamique, Al-Razi, connu sous le nom de Rhazes en Occident, a également apporté une contribution majeure à la médecine. Il a vécu aux 9e et 10e siècles et était un médecin persan connu pour ses nombreuses contributions à la médecine et à la chimie, notamment la distinction entre la rougeole et la variole.

Ces personnalités historiques se sont distinguées par leur volonté de penser au-delà des limites des connaissances médicales existantes et d'explorer de nouvelles voies dans le diagnostic, le traitement et la théorie des maladies. Leur travail n'a pas seulement influencé leurs propres générations, mais a également jeté les bases des développements futurs de la médecine et de la médecine curative.

Mythes et légendes dans la médecine traditionnelle

Les mythes et les légendes jouent un rôle important dans la médecine traditionnelle, car ils reflètent souvent la compréhension culturelle et spirituelle de la santé et de la maladie. Ces récits ne sont pas seulement des histoires fascinantes, ils portent aussi en eux des aperçus essentiels sur la relation de l'homme avec la nature, la guérison et la maladie.

L'une des caractéristiques les plus frappantes de ces mythes et légendes est leur lien avec le monde naturel. De nombreuses cultures croient que certaines plantes ou phénomènes naturels possèdent des pouvoirs divins et ont la capacité de guérir ou de prévenir les maladies. Par exemple, dans de nombreuses cultures indigènes, il existe des histoires sur des plantes qui ont été offertes à l'humanité par des esprits ou des dieux pour guérir des maladies. De telles légendes peuvent préserver les connaissances sur l'utilisation médicinale de certaines plantes et les transmettre de génération en génération.

Dans de nombreuses traditions, il existe également des mythes sur les origines des maladies et leur guérison. Ces histoires peuvent fournir des explications complexes sur la manière dont les maladies sont apparues dans le monde, souvent associées à des leçons morales ou éthiques. Par exemple, les maladies pourraient être comprises comme la conséquence de déséquilibres dans le monde, de fautes commises envers les dieux ou les esprits de la nature, ou comme des épreuves. De tels mythes offrent non seulement des explications sur l'apparition des maladies, mais suggèrent également que la guérison peut être obtenue par le rétablissement de l'harmonie et de l'équilibre, par la pénitence ou par des rituels particuliers.

En outre, il existe de nombreuses légendes sur des guérisseurs légendaires dotés de capacités exceptionnelles. Ces personnages, souvent représentés comme des sages, des chamans ou des hommes et femmes-médecine, jouent un rôle clé dans de nombreuses cultures. Non seulement ils possèdent de vastes connaissances sur les herbes et les méthodes de guérison, mais ils sont aussi souvent associés à des capacités surnaturelles, comme la communication avec les esprits ou la capacité de voir l'avenir. Ces personnages symbolisent la connaissance profonde et les aspects spirituels de l'art de guérir dans la médecine traditionnelle.

En outre, de nombreuses pratiques de guérison et de rituels en médecine traditionnelle sont influencées par de tels mythes et légendes. Les rituels peuvent inclure des éléments d'histoires faisant référence à des dieux, des esprits ou des événements mythologiques spécifiques, et souvent la manière dont un traitement est effectué est aussi importante que le matériel utilisé.

Ces mythes et légendes sont donc plus que de simples histoires ; ils font partie intégrante du patrimoine culturel et des pratiques médicales de nombreuses sociétés. Ils offrent une fenêtre sur la compréhension de la santé et de la maladie dans différentes cultures et nous rappellent que la médecine et la guérison ne sont pas seulement des processus physiques, mais qu'elles sont aussi profondément enracinées dans la culture, la spiritualité et la philosophie humaines.

Un aspect intéressant des mythes de la médecine traditionnelle est leur rôle dans l'explication et le traitement des souffrances psychiques et émotionnelles. Dans de nombreuses cultures, il existe des légendes sur les esprits ou les êtres surnaturels qui sont tenus pour responsables de certains types d'états psychologiques ou de changements de comportement. Le traitement de tels états peut impliquer des guérisons rituelles, des exorcismes ou l'invocation d'esprits ou d'ancêtres protecteurs. Ces pratiques reflètent une compréhension qui considère la santé mentale comme un équilibre entre la personne, sa communauté et le monde spirituel.

En outre, les concepts astrologiques et cosmologiques jouent un rôle important dans certaines traditions médicales traditionnelles. Par exemple, la position des étoiles et des planètes ou l'alternance des saisons pourraient être considérées comme déterminantes pour l'apparition et la guérison des maladies. Dans de tels systèmes, la médecine est étroitement liée à l'observation du ciel et à l'interprétation des signes cosmiques.

En outre, les traditions des 'lieux sacrés' - comme les sources, les arbres, les montagnes ou d'autres sites naturels - sont importantes. Ces lieux sont souvent considérés comme ayant des vertus curatives et sont associés à des énergies spirituelles ou de guérison particulières. Les pèlerinages vers ces lieux, la consommation d'eau de source ou les rituels spécifiques à ces endroits sont des pratiques courantes dans de nombreux systèmes de médecine traditionnelle. Ces lieux, ainsi que les histoires et les rituels qui leur sont associés, soulignent le lien entre le monde naturel et la santé humaine.

Dans certaines cultures, il existe en outre des légendes sur l'origine de certaines plantes ou substances médicinales. Ces récits peuvent décrire la découverte d'une plante ou d'une substance médicinale par un héros mythologique ou historique, une révélation divine ou un heureux hasard. De tels récits contribuent à préserver et à légitimer les connaissances sur l'utilisation médicale de ces plantes et substances.

Dans l'ensemble, les mythes et les légendes de la médecine traditionnelle contribuent à créer un paysage riche et complexe de la médecine, qui va bien au-delà de l'application physique des méthodes de guérison. Ils véhiculent d'importantes perspectives culturelles, spirituelles et psychologiques sur la santé et la maladie et montrent à quel point l'existence humaine est étroitement liée à la nature et à l'univers spirituel.

Science et médecine traditionnelle

L'étude scientifique des remèdes populaires, en particulier ceux issus de la médecine traditionnelle, est un domaine multidisciplinaire. Cette recherche s'étend à différents domaines, notamment la pharmacologie, l'ethnobotanique, la biochimie et la médecine clinique. L'objectif est de comprendre et d'évaluer l'efficacité, la sécurité et le mécanisme d'action de ces remèdes.

En pharmacologie, par exemple, la recherche se concentre sur l'identification et l'isolement des substances actives dans les plantes médicinales et autres substances naturelles. Les scientifiques analysent la composition chimique de ces remèdes et mènent des expériences pour tester leur activité biologique. Par exemple, ils peuvent étudier si un extrait de plante a des propriétés anti-inflammatoires, antibactériennes ou antivirales. Un exemple connu est la découverte de la substance active artémisinine, extraite de l'armoise annuelle, qui est aujourd'hui un élément important du traitement du paludisme.

L'ethnobotanique est un autre domaine important qui s'intéresse à la relation entre les hommes et les plantes, notamment en ce qui concerne l'utilisation traditionnelle des plantes à des fins médicales. Les ethnobotanistes étudient la manière dont les différentes cultures utilisent les plantes pour traiter les maladies et documentent ce savoir traditionnel. Cette approche peut être importante pour identifier les plantes susceptibles de contenir des composés biologiquement actifs.

Les études biochimiques sont importantes pour comprendre comment les composés contenus dans les remèdes agissent au niveau moléculaire. Par exemple, la recherche pourrait montrer qu'une substance végétale particulière influence l'activité d'une enzyme dans le corps ou se lie à des récepteurs spécifiques dans les cellules, ce qui pourrait entraîner des effets thérapeutiques.

La recherche clinique est également essentielle, car elle vise à tester la sécurité et l'efficacité des remèdes dans des environnements contrôlés. Cela implique généralement des études précliniques sur des cultures cellulaires ou des animaux, suivies d'études cliniques sur l'homme. Les essais cliniques sont essentiels pour évaluer si un produit thérapeutique est efficace et sûr pour l'usage humain. Elles permettent également de déterminer quelles doses sont efficaces et quels effets secondaires peuvent survenir.

Dans l'ensemble, la science derrière les remèdes populaires est un domaine qui ne cesse de croître et d'évoluer. Avec l'intérêt croissant pour les méthodes de guérison alternatives et complémentaires et les progrès de la recherche scientifique, nous comprenons de mieux en mieux comment les remèdes traditionnels agissent et comment ils peuvent éventuellement contribuer à la médecine moderne. Ces recherches permettent non seulement de valider et d'élargir les connaissances sur ces remèdes, mais elles contribuent également à enrichir la pratique médicale et à développer éventuellement de nouveaux traitements pour différentes maladies.

La recherche moderne sur les remèdes populaires

Ce domaine a pris de plus en plus d'importance au cours des dernières décennies, car les scientifiques du monde entier reconnaissent et étudient le potentiel des méthodes de guérison traditionnelles. Cette recherche couvre plusieurs domaines clés :

Pharmacognosie et découverte de substances actives : ce domaine se concentre sur la découverte et l'isolement de composés bioactifs dans les plantes, les animaux et les minéraux utilisés dans la médecine traditionnelle. Les chercheurs analysent ces substances afin de déterminer leur structure chimique et d'identifier d'éventuels effets thérapeutiques. De nombreux médicaments modernes, comme l'aspirine et la pénicilline, trouvent leurs racines dans des remèdes traditionnels, et la recherche de nouvelles substances médicamenteuses dans la nature reste un axe de recherche important.

Ethnopharmacologie : l'ethnopharmacologie associe les connaissances ethnobotaniques aux méthodes pharmacologiques afin d'étudier les connaissances et les pratiques médicales de différentes cultures. Les chercheurs dans ce domaine travaillent souvent directement avec les peuples autochtones et les communautés locales pour documenter et analyser leurs connaissances traditionnelles sur les plantes et les méthodes médicinales. Cela permet non seulement de préserver les connaissances perdues, mais offre également un aperçu précieux pour la recherche biomédicale.

Études précliniques et cliniques : de nombreux remèdes traditionnels font l'objet d'études précliniques et cliniques afin d'évaluer leur sécurité et leur efficacité. Dans les études précliniques, les effets des remèdes sont examinés dans des modèles de laboratoire et d'animaux. Les candidats prometteurs peuvent ensuite faire l'objet de recherches plus approfondies dans le cadre d'essais cliniques sur l'homme. Ces tests rigoureux sont essentiels pour transformer les remèdes traditionnels en traitements thérapeutiques reconnus.

Intégration dans la médecine moderne : des efforts sont également déployés pour intégrer des remèdes populaires efficaces et sûrs dans la pratique médicale conventionnelle. Cela concerne notamment les domaines de la médecine intégrative et complémentaire, qui combinent les méthodes de guérison traditionnelles avec la médecine scientifique moderne. De telles approches sont de plus en plus populaires, notamment dans le traitement des maladies chroniques et dans la gestion de la douleur.

Préservation des connaissances ethnobotaniques : étant donné que les connaissances traditionnelles sont souvent transmises oralement et risquent donc de se perdre, la recherche moderne se consacre également à la documentation et à la préservation de ces connaissances. Ceci est particulièrement important étant donné que de nombreuses cultures indigènes et leurs pratiques médicinales sont menacées par la mondialisation et la modernisation.

Durabilité et biodiversité : un autre domaine de recherche s'intéresse à l'utilisation durable et à la protection des plantes médicinales. Étant donné que de nombreuses plantes utilisées dans la médecine traditionnelle proviennent de populations sauvages, leur récolte durable est essentielle pour préserver la biodiversité et assurer la disponibilité de ces ressources pour les générations futures.

Dans l'ensemble, la recherche moderne sur les remèdes populaires offre un domaine passionnant et prometteur qui contribue à la fois à la connaissance scientifique et à l'application pratique de la médecine. En combinant les connaissances traditionnelles avec les méthodes de recherche modernes, de nouvelles possibilités s'ouvrent pour le traitement des maladies et l'amélioration des soins de santé dans le monde entier.

Success stories scientifiques

La recherche sur les remèdes traditionnels et leur intégration dans la médecine moderne a donné lieu à quelques réussites remarquables. Ces études de cas montrent comment les méthodes scientifiques peuvent être utilisées pour vérifier et valider l'efficacité et la sécurité des remèdes issus de la médecine traditionnelle. En voici quelques exemples :

Artémisinine pour le traitement du paludisme : l'un des exemples les plus connus est l'artémisinine, un composé extrait de l'armoise annuelle (Artemisia annua). Traditionnellement, cette plante était utilisée dans la médecine chinoise pour traiter la fièvre. La découverte de l'effet antimalarique de l'artémisinine est due à la scientifique chinoise Tu Youyou qui, dans les années 1970, a travaillé sur la recherche de remèdes traditionnels chinois dans le cadre d'un projet militaire secret. Son travail a conduit au développement de thérapies combinées à base d'artémisinine, qui sont aujourd'hui utilisées dans le monde entier pour lutter contre le paludisme. Tu Youyou a reçu le prix Nobel de médecine en 2015 pour cette découverte.

Le taxol (paclitaxel) dans le traitement du cancer : un autre exemple est le taxol, un agent chimiothérapeutique extrait à l'origine de l'écorce de l'if du Pacifique. La découverte de ses propriétés anticancéreuses a été le résultat d'une étude systématique des extraits de plantes par le National Cancer Institute aux États-Unis dans les années 1960. Le taxol s'est avéré efficace dans le traitement de plusieurs types de cancer, dont le cancer des ovaires, du sein et du poumon.

La digitaline extraite de la digitale : la digitaline, un principe actif extrait des feuilles de la digitale, est utilisée depuis longtemps en médecine traditionnelle pour traiter les affections cardiaques. La validation scientifique de son utilisation en cas d'insuffisance cardiaque et de certains types de troubles du rythme cardiaque a eu lieu au 18e siècle. Aujourd'hui, les préparations à base de digitaline sont utilisées à des doses strictes pour traiter certaines maladies cardiaques.

La metformine et la racine magique Galega officinalis : la metformine, l'un des médicaments les plus fréquemment prescrits pour le traitement du diabète de type 2, trouve ses racines dans la médecine traditionnelle européenne. La racine de la plante Galega officinalis (également connue sous le nom de chèvrefeuille) était traditionnellement utilisée pour traiter le diabète. L'étude de ses composants a conduit au développement de la metformine dans les années 1950, qui joue aujourd'hui un rôle central dans le traitement du diabète en raison de son efficacité et de sa sécurité.

Aspirine et écorce de saule : l'utilisation de l'écorce de saule pour soulager la douleur et réduire la fièvre est un remède ancien qui remonte à l'époque d'Hippocrate. Le principe actif de l'écorce de saule, la salicine, a été isolé au 19e siècle et a finalement conduit au développement de l'acide acétylsalicylique, plus connu sous le nom d'aspirine. L'aspirine est aujourd'hui l'un des médicaments les plus utilisés au monde.

Quinine et quinquina : la quinine, extraite de l'écorce du quinquina, est un autre exemple de remède traditionnel qui a trouvé sa place dans la médecine moderne. Il était traditionnellement utilisé par les peuples indigènes d'Amérique du Sud pour traiter la fièvre et le paludisme. Des chercheurs européens ont isolé la quinine au 19e siècle et elle est devenue le principal remède pour le traitement et la prévention du paludisme.

Lovastatine et riz rouge : la lovastatine, un médicament destiné à réduire le taux de cholestérol, a été initialement extraite d'une substance naturelle, le riz rouge. Le riz rouge est un aliment et un remède traditionnel chinois utilisé depuis des siècles pour améliorer la circulation sanguine et réduire le taux de cholestérol. La découverte de la lovastatine dans les années 1970 a conduit au développement d'une nouvelle classe de médicaments, les statines, qui sont aujourd'hui largement utilisées.

L'éphédrine extraite de la plante éphédra : l'éphédrine, un alcaloïde extrait de la plante éphédra (Ma Huang), était utilisée dans la médecine traditionnelle chinoise pour traiter l'asthme et d'autres maladies respiratoires. L'isolement et la synthèse de l'éphédrine au début du 20e siècle ont permis de développer des bronchodilatateurs et des médicaments contre l'asthme plus efficaces et plus sûrs.

Curcumine de curcuma : le curcuma, un ingrédient principal de nombreuses épices de curry, est utilisé depuis des siècles dans la médecine traditionnelle indienne (ayurvéda) pour traiter différents troubles. La substance active curcumine a récemment suscité l'intérêt de la science en raison de ses propriétés anti-inflammatoires, antioxydantes et anticarcinogènes potentielles. Des recherches sont en cours pour déterminer comment la curcumine pourrait être utilisée dans le traitement et la prévention de maladies telles que le cancer, la maladie d'Alzheimer et les maladies cardiaques.

Ginkgo Biloba : le ginkgo, un arbre ancien utilisé dans la médecine traditionnelle chinoise, a attiré l'attention pour ses propriétés potentielles de neuroprotection et de stimulation de la circulation sanguine. Les extraits de ginkgo sont souvent utilisés en phytothérapie moderne pour améliorer la mémoire et traiter les symptômes de la démence, bien que les preuves scientifiques soient encore mitigées.

Acides gras oméga-3 issus de l'huile de poisson : la consommation traditionnelle de poisson dans de nombreuses cultures, en particulier dans les sociétés où le taux de consommation de poisson de mer est élevé, comme au Japon, a conduit à des recherches sur les bienfaits pour la santé des acides gras oméga-3. Ceux-ci sont désormais connus pour leurs propriétés anti-inflammatoires et leur utilité dans la prévention des maladies cardio-vasculaires.

Aloe vera : l'utilisation de l'aloe vera, tant dans la médecine traditionnelle de nombreuses cultures que dans la médecine traditionnelle, pour les soins de la peau et en cas de brûlures a stimulé les recherches scientifiques sur ses propriétés cicatrisantes et hydratantes.

Le gingembre pour soulager les nausées : le gingembre est utilisé dans différents systèmes de médecine traditionnelle pour soulager les nausées et les troubles gastriques. Des études cliniques modernes ont montré que le gingembre peut être efficace pour réduire les symptômes du mal de mer, les nausées de la grossesse et les nausées liées à la chimiothérapie.

Camomille : depuis des siècles, la camomille est appréciée dans la médecine traditionnelle pour ses propriétés calmantes et anti-inflammatoires. Des études modernes ont montré que la camomille peut potentiellement aider à traiter l'anxiété et les troubles du sommeil. Ses propriétés anti-inflammatoires et antimicrobiennes en font également un choix populaire pour les soins de la peau.

Racine de réglisse : dans la médecine traditionnelle chinoise et d'autres systèmes de médecine traditionnelle, la racine de réglisse est utilisée pour traiter différents troubles. Des recherches modernes ont montré qu'elle possède des propriétés antivirales et antimicrobiennes et qu'elle peut être potentiellement utile dans le traitement des ulcères gastriques et des maladies respiratoires.

Millepertuis : traditionnellement, le millepertuis était utilisé pour soigner les blessures et améliorer l'humeur. Aujourd'hui, il est souvent utilisé dans le traitement de la dépression légère à modérée, des études confirmant son efficacité dans certains cas.

Griffe du diable : utilisée à l'origine dans la médecine traditionnelle africaine, la griffe du diable est aujourd'hui souvent utilisée dans le traitement des inflammations et des douleurs liées à l'arthrose. La recherche suggère qu'elle a des propriétés analgésiques et anti-inflammatoires.

Racine de valériane : utilisée depuis longtemps dans la médecine traditionnelle pour favoriser le sommeil et apaiser, des études modernes montrent que la racine de valériane peut être efficace comme somnifère naturel en cas de troubles du sommeil.

L'étude scientifique de ces remèdes traditionnels offre un aperçu précieux et peut conduire au développement de nouvelles thérapies dans la médecine moderne. L'importance de la préservation et de la compréhension des pratiques médicales traditionnelles et de leur intégration dans les approches thérapeutiques modernes est régulièrement démontrée.

Limites et risques de la médecine traditionnelle

La médecine traditionnelle, bien qu'elle joue un rôle important dans l'histoire de la guérison et dans de nombreuses cultures, comporte également certaines limites et certains risques. Il est important de tenir compte de ces aspects afin de garantir la sécurité et l'efficacité des traitements.

L'un des plus grands défis de la médecine traditionnelle est l'absence de dosages et de méthodes de préparation standardisés. Alors que les médicaments modernes sont soumis à un contrôle et à des tests stricts pour garantir le dosage, la pureté et l'efficacité, de nombreux remèdes populaires sont variables dans leur composition et leur concentration. Cette variabilité peut conduire à des résultats de traitement incohérents et rend difficile l'évaluation de l'efficacité et de la sécurité.

De plus, il existe un risque d'interaction avec les médicaments conventionnels. De nombreux patients n'informent pas leurs médecins de l'utilisation de remèdes populaires, ce qui peut entraîner des interactions dangereuses. Certaines herbes et produits naturels peuvent nuire à l'efficacité des médicaments sur ordonnance ou augmenter les effets secondaires indésirables.

L'interaction entre les herbes, les produits naturels et les médicaments sur ordonnance est un sujet important qui est souvent sous-estimé. De nombreuses personnes supposent que les produits naturels sont automatiquement sûrs, mais ce n'est pas toujours le cas, surtout lorsqu'ils sont utilisés avec d'autres médicaments.

Parmi les exemples courants, on trouve le millepertuis, un remède populaire à base de plantes souvent utilisé pour traiter la dépression. Cependant, il peut nuire à l'efficacité de nombreux médicaments sur ordonnance, y compris les antidépresseurs, les pilules de contrôle des naissances et certains médicaments pour le cœur. Cela est dû au fait que le millepertuis augmente l'activité des enzymes dans le foie, qui sont responsables de la dégradation de nombreux médicaments. Cela peut entraîner une dégradation plus rapide de ces médicaments et donc une moindre efficacité.

Un autre exemple est l'ail, qui peut influencer la coagulation du sang. Si l'ail est pris en même temps que des anticoagulants comme la warfarine, cela peut augmenter le risque de saignement.

Le ginkgo biloba, souvent utilisé pour améliorer la mémoire et traiter les symptômes de la démence, peut également poser problème. Lorsqu'il est combiné avec des antidépresseurs ou des anticoagulants, il peut entraîner des effets secondaires inattendus, tels qu'un risque accru d'hémorragie.

Le ginseng, souvent utilisé pour augmenter l'énergie, peut influencer l'effet des médicaments hypoglycémiants et des antihypertenseurs. Cela peut entraîner des taux de glycémie ou de tension artérielle dangereusement bas.

Il est également important de noter que la qualité et la pureté des produits à base d'herbes peuvent varier. Dans certains cas, ces produits contiennent des additifs ou des impuretés non déclarés, ce qui peut entraîner des risques supplémentaires.

Le plus important est que les personnes qui prennent des médicaments sur ordonnance doivent informer leur médecin ou leur pharmacien avant de prendre des produits à base de plantes ou des produits naturels. Cela permet au prestataire de soins de santé d'évaluer les interactions possibles et de faire des recommandations appropriées. C'est important pour s'assurer que le traitement est à la fois sûr et efficace.

La qualité et la pureté des substances utilisées constituent un autre risque. Les produits médicaux traditionnels ne sont souvent pas soumis aux mêmes normes réglementaires que les médicaments conventionnels. Les contaminations, les falsifications ou les étiquetages erronés peuvent exposer les patients à des risques inconnus.

L'un des principaux problèmes est la contamination. Les produits traditionnels peuvent être contaminés par des métaux lourds, des pesticides ou d'autres substances toxiques, ce qui peut présenter de sérieux risques pour la santé. Ces contaminations peuvent survenir en raison de pratiques de culture, de récolte ou de transformation inappropriées. L'exposition à ces contaminants, en particulier sur de longues périodes, peut entraîner toute une série de problèmes de santé, allant de symptômes d'intoxication aigus à des effets à long terme tels que des lésions organiques ou des cancers.

Un autre problème est la falsification. Certains fabricants ajoutent délibérément des substances pharmaceutiques à leurs produits afin d'en augmenter l'efficacité. Ces falsifications sont non seulement illégales, mais aussi dangereuses, car les substances ajoutées peuvent provoquer des effets secondaires inattendus ou graves, surtout si l'utilisateur prend déjà d'autres médicaments.

Le mauvais étiquetage est également une préoccupation sérieuse. Dans certains cas, les ingrédients mentionnés sur l'étiquette sont incomplets, trompeurs ou totalement faux. Cela peut être particulièrement problématique pour les consommateurs qui sont allergiques à certaines substances ou qui prennent des médicaments spécifiques susceptibles d'interagir avec certaines herbes. Un étiquetage erroné peut donc non seulement nuire à l'efficacité du produit, mais aussi entraîner des complications dangereuses pour la santé.

Il y a également le problème des preuves scientifiques insuffisantes pour de nombreuses pratiques médicales traditionnelles. Alors que certains remèdes traditionnels ont fait l'objet d'études scientifiques et que leur efficacité a été confirmée, une grande partie reste sans preuves cliniques solides. Cela ne signifie pas nécessairement que ces remèdes sont inefficaces, mais que leurs effets n'ont pas été étudiés et compris de manière approfondie.

De plus, il existe un risque d'erreur de diagnostic et de renoncement au traitement conventionnel. Il arrive que des personnes recourent exclusivement à des remèdes populaires, même en cas de maladies graves ou évolutives pour lesquelles un traitement médical conventionnel précoce serait crucial. Cela peut conduire à une détérioration de la santé et à des occasions de diagnostic manquées.

Pour minimiser ces risques, il est important que les utilisateurs soient conscients des limites et des dangers potentiels et qu'ils utilisent la médecine traditionnelle en complément, et non en remplacement, de la médecine conventionnelle. En outre, une communication ouverte entre les patients et leurs prestataires de soins de santé sur toutes les formes de traitement utilisées est essentielle pour garantir des soins de santé sûrs et efficaces.

Les remèdes régionaux et leurs applications

Le caractère régional des remèdes populaires est un sujet fascinant, car la médecine traditionnelle se développe à partir des conditions locales, des ressources disponibles sur place et de l'histoire culturelle d'une région. Les remèdes populaires reflètent souvent la relation d'une communauté avec son environnement naturel et utilisent les propriétés curatives des plantes, des minéraux et d'autres ressources présentes dans leur environnement local.

Dans les zones rurales et isolées, où l'accès aux soins médicaux modernes peut être limité, les remèdes populaires jouent un rôle particulièrement important. Ils sont souvent le résultat de siècles d'observation et d'expérience de la flore et de la faune locales et sont transmis de génération en génération. Ces remèdes sont profondément enracinés dans la culture locale et reflètent non seulement les connaissances médicales, mais aussi les aspects spirituels et sociaux de la communauté.

Par exemple, dans les régions montagneuses, les gens utilisent souvent des plantes qui poussent à des altitudes élevées et qui ont des propriétés particulières en raison des conditions météorologiques extrêmes et de la nature du sol. En revanche, dans les régions côtières, on utilise souvent des algues et des plantes marines, qui sont riches en minéraux et sont censées avoir des propriétés curatives particulières.

La diversité des remèdes populaires est énorme et varie fortement en fonction de la situation géographique, du climat et de la biodiversité d'une région. Dans les régions tropicales, par exemple, il existe une grande variété de plantes médicinales et d'herbes utilisées dans la médecine traditionnelle, tandis que dans les régions désertiques, on utilise souvent des plantes médicinales adaptées à une sécheresse extrême.

En outre, les remèdes populaires reflètent souvent l'héritage historique et culturel d'une région. Dans de nombreuses cultures, les pratiques de guérison traditionnelles sont étroitement liées aux croyances religieuses et spirituelles, et la guérison est considérée non seulement comme un processus physique, mais aussi comme un processus spirituel.

En Asie, les pratiques de guérison sont extrêmement variées et profondément enracinées dans les traditions culturelles, allant des méthodes antiques aux techniques modernes. Ce qui est particulièrement frappant, c'est la conception holistique de la santé, qui considère le corps, l'esprit et l'âme comme un système intégré. En Chine, par exemple, s'est développée la médecine traditionnelle chinoise, qui comprend l'acupuncture, la phytothérapie, le massage Tuina et le Qi Gong, et qui s'appuie sur le concept de Qi, l'énergie vitale. Les déséquilibres du flux de Qi y sont considérés comme la cause des maladies.

En Inde, un système tout aussi complet s'est développé avec l'ayurvéda, basé sur l'harmonisation du corps, de l'esprit et de l'environnement, et incluant différentes formes de traitement telles que la thérapie nutritionnelle, la phytothérapie, le yoga et la méditation. L'Ayurveda classe les individus selon leur type de dosha et les thérapies sont adaptées en conséquence.

Avec sa médecine Kampo, une adaptation de la médecine traditionnelle chinoise, le Japon propose une approche unique qui met principalement l'accent sur les thérapies par les plantes et accorde moins d'importance à l'acupuncture. Le diagnostic Kampo met l'accent sur un examen minutieux du patient et comprend des méthodes telles que le diagnostic de la langue et du pouls.

La Corée, quant à elle, a développé sa propre forme de médecine traditionnelle, qui reprend des éléments de la médecine chinoise tout en intégrant ses propres techniques, comme l'acupuncture de la main, dans laquelle la main est considérée comme une représentation de l'ensemble du corps. La Corée possède également un système de médecine par les plantes très développé.

Enfin, en Thaïlande, le massage thaïlandais est célèbre. Il combine des techniques de points de pression avec des étirements de type yoga et vise à équilibrer les voies énergétiques du corps. Ici aussi, l'utilisation d'herbes médicinales joue un rôle important.

Ces méthodes de guérison asiatiques sont utilisées à la fois pour des mesures de santé préventives et pour le traitement de maladies spécifiques et ont prouvé leur efficacité au cours de leur longue histoire d'utilisation. Plus récemment, elles ont gagné en reconnaissance et en popularité en Occident, où de plus en plus de personnes se tournent vers une vision intégrative des soins de santé.

Médecine traditionnelle d'Asie

L'Asie est considérée comme un centre de la médecine traditionnelle pour des raisons historiques, culturelles et géographiques. Cette région du monde possède une longue histoire et une tradition culturelle profondément enracinée, qui s'est développée pendant des millénaires. La médecine traditionnelle en Asie reflète ce riche héritage historique et culturel et est profondément ancrée dans les modes de vie quotidiens, les croyances religieuses et les conceptions philosophiques.

L'une des principales raisons du rôle central de l'Asie dans la médecine traditionnelle est la longue histoire ininterrompue de la pratique médicale dans la région. Des systèmes tels que la médecine traditionnelle chinoise et l'ayurveda remontent à des milliers d'années. Ces systèmes ont pu se développer et s'affiner sur de longues périodes sans être altérés dans leur essence par des interruptions majeures telles que les guerres ou la colonisation. C'est à cette époque qu'ont été rédigés des textes médicaux et des protocoles de traitement très complets, qui constituent encore aujourd'hui la base de la pratique.

La diversité et l'abondance des ressources naturelles en Asie jouent également un rôle important. Le continent dispose d'une énorme diversité biologique, ce qui a donné naissance à un vaste arsenal d'herbes et de plantes médicinales. Ces ressources naturelles ont servi de base au développement de systèmes complexes de médecine par les plantes, qui constituent un élément central de nombreuses pratiques médicales traditionnelles en Asie.

En outre, les traditions philosophiques et spirituelles d'Asie, telles que le taoïsme, le bouddhisme et l'hindouisme, sont étroitement liées aux concepts de la médecine traditionnelle. Ces religions et philosophies mettent l'accent sur l'harmonie entre l'homme et la nature ainsi que sur l'importance de l'équilibre et de la globalité. Ces points de vue ont largement influencé le développement et les principes des systèmes de médecine traditionnelle.

Enfin, l'acceptation sociale et culturelle a également une influence importante. Dans de nombreux pays asiatiques, la médecine traditionnelle est profondément intégrée dans le système de santé et est souvent utilisée comme traitement complémentaire ou alternatif aux pratiques médicales occidentales. Cette intégration a contribué à la préservation et à la promotion des connaissances médicales traditionnelles.

Tous ces facteurs - la longue histoire, les ressources naturelles abondantes, les fondements philosophiques et l'acceptation sociale - contribuent à ce que l'Asie soit et reste un centre important de la médecine traditionnelle.

En Asie, la médecine traditionnelle englobe une multitude de pratiques, de philosophies et d'approches thérapeutiques développées au fil des millénaires. Ces systèmes sont basés sur une compréhension profonde de l'équilibre entre le corps, l'esprit et l'environnement et utilisent souvent des produits naturels et des méthodes holistiques pour traiter et prévenir les maladies. Parmi les systèmes de médecine traditionnelle les plus connus en Asie figurent la médecine traditionnelle chinoise (MTC), l'ayurveda et la médecine traditionnelle coréenne.

La médecine traditionnelle chinoise, qui trouve ses racines dans l'ancienne philosophie chinoise, considère la santé comme un état d'équilibre dans le corps, en particulier dans le flux de l'énergie vitale, connue sous le nom de Qi. Les pratiques de la MTC comprennent l'acupuncture, la phytothérapie, le tuina (une forme de thérapie manuelle), le qigong (une pratique qui combine le mouvement et la respiration) et la thérapie nutritionnelle. Le diagnostic en MTC est souvent basé sur l'évaluation du pouls, de l'état de la langue et d'autres signes physiques afin d'identifier les déséquilibres du corps.

L'Ayurveda, le système médical traditionnel de l'Inde, est basé sur la notion de trois types d'énergie de base ou doshas : Vata, Pitta et Kapha. La santé est considérée comme un état d'harmonie entre ces doshas, le corps, l'esprit et l'environnement. Les traitements ayurvédiques comprennent la médecine à base de plantes, les changements alimentaires, les massages, la méditation et le yoga. L'ayurvéda met l'accent sur la prévention des maladies et la promotion de la longévité par une approche holistique.

La médecine traditionnelle coréenne partage de nombreux concepts avec la MTC, mais possède également ses propres pratiques et théories uniques. Elle comprend l'acupuncture, la moxibustion (une thérapie qui consiste à traiter les parties du corps affectées avec des herbes chauffées), la phytothérapie coréenne et des thérapies manuelles spécifiques.

Malgré leur popularité et leurs profondes racines historiques, ces systèmes médicaux traditionnels sont souvent confrontés à des défis dans le monde médical moderne. Alors que de nombreuses personnes bénéficient de leurs traitements, la standardisation, la validation scientifique et la sécurité de certaines pratiques suscitent des inquiétudes. Les recherches dans ces domaines prennent de plus en plus d'importance à mesure que l'intérêt pour les thérapies alternatives et complémentaires grandit. L'intégration des méthodes traditionnelles dans le système de santé moderne nécessite une évaluation et une adaptation minutieuses afin de garantir à la fois l'efficacité et la sécurité pour les patients.

Dans la médecine traditionnelle chinoise, le concept des cinq éléments - bois, feu, terre, métal et eau - est d'une importance capitale. Ces éléments sont pensés pour être associés à différents organes, émotions et processus physiologiques. Le traitement vise à compenser les déséquilibres entre ces éléments. La MTC comprend également des méthodes de diagnostic uniques, telles que le diagnostic de la langue et le diagnostic du pouls, qui analysent l'apparence de la langue et la qualité du pouls afin d'obtenir un aperçu de l'état du patient.

L'ayurvéda met l'accent non seulement sur la santé physique, mais aussi sur la santé mentale et spirituelle. Il considère l'être humain comme faisant partie d'un univers plus vaste et insiste sur la nécessité de vivre en harmonie avec le monde naturel. La diététique joue un rôle important dans l'Ayurveda, les aliments et les herbes étant choisis en fonction des doshas individuels et des déséquilibres actuels.

Si la médecine traditionnelle coréenne partage de nombreuses pratiques avec la MTC, elle a également développé des formes de traitement spécifiques, comme l'acupuncture Saam, une technique qui se concentre sur les cinq éléments et utilise des points d'acupuncture spécifiques.

Plus récemment, on observe une acceptation et une intégration croissantes de ces systèmes de médecine traditionnelle en Occident, souvent dans le cadre d'une médecine intégrative combinant pratiques traditionnelles et modernes. Cette évolution s'accompagne d'un nombre croissant d'études cliniques visant à valider l'efficacité et la sécurité de ces approches traditionnelles.

Médecine traditionnelle d'Afrique

La médecine traditionnelle en Afrique est une composante essentielle de la culture et des soins de santé sur le continent. Elle comprend un large éventail de pratiques, de remèdes et de rites spirituels profondément enracinés dans l'histoire et la tradition des différents peuples. La diversité de la médecine traditionnelle africaine reflète la diversité culturelle et biologique du continent.

Dans de nombreuses communautés africaines, la santé est considérée comme un état d'équilibre qui englobe à la fois les aspects physiques et spirituels. Les maladies sont souvent considérées comme le résultat d'un déséquilibre ou d'une disharmonie qui peut être causée par des facteurs naturels, sociaux et spirituels. Le traitement ne comprend donc pas seulement des remèdes physiques, mais intègre également la guérison spirituelle, les rituels et les prières.

Les guérisseurs, souvent connus sous le nom de guérisseurs traditionnels, de chamans ou d'hommes et femmes-médecine, jouent un rôle central dans la médecine traditionnelle africaine. Ils ne sont pas seulement experts dans l'utilisation des plantes médicinales et autres remèdes naturels, mais agissent également en tant que guides et conseillers spirituels. Leurs connaissances sont généralement transmises par la tradition orale et la formation pratique.

La phytothérapie est une composante importante de la médecine traditionnelle africaine. L'Afrique, avec sa riche biodiversité et sa longue tradition de savoirs indigènes, offre une énorme richesse de plantes médicinales utilisées depuis des siècles dans la médecine locale.

La médecine traditionnelle africaine est basée sur les connaissances et les expériences recueillies et transmises au fil des générations. Dans de nombreuses cultures africaines, les guérisseurs ou les médecins traditionnels sont les gardiens de ce savoir. Ils utilisent une grande variété de plantes et d'herbes pour traiter un large éventail de maladies, des maladies infectieuses aux états chroniques.

Ces pratiques ne sont pas seulement basées sur des connaissances empiriques des propriétés curatives de certaines plantes, mais sont souvent aussi profondément enracinées dans les croyances spirituelles et culturelles des communautés. De nombreux praticiens de la médecine traditionnelle africaine considèrent la maladie comme un déséquilibre qui n'affecte pas seulement le corps, mais aussi l'esprit et l'environnement social de l'individu. Le traitement vise donc souvent à rétablir un équilibre global.

Certaines plantes fréquemment utilisées dans la médecine traditionnelle africaine ont désormais attiré l'attention internationale. Par exemple, le rooibos (Aspalathus linearis), originaire d'Afrique du Sud, est apprécié dans le monde entier pour ses propriétés antioxydantes. De même, la plante Artemisia annua, utilisée dans la médecine traditionnelle chinoise, est utilisée dans certaines régions d'Afrique pour le traitement du paludisme, après la découverte de son efficacité contre les agents pathogènes du paludisme.

Le continent dispose d'une flore riche et de nombreuses plantes sont appréciées pour leurs propriétés médicinales. Ces plantes sont utilisées pour traiter une grande variété de maladies, allant de simples maux à des maladies plus complexes. Dans certains cas, des études scientifiques ont confirmé l'efficacité de ces remèdes traditionnels.

En voici quelques exemples :

Aloe vera : connue pour ses propriétés apaisantes, cicatrisantes et hydratantes, l'aloe vera est utilisée dans de nombreuses cultures africaines pour traiter les problèmes de peau tels que les brûlures, les plaies et les éruptions cutanées.

Rooibos (Aspalathus linearis) : originaire d'Afrique du Sud, le rooibos est connu pour ses propriétés antioxydantes. Il est souvent consommé sous forme de tisane et a des effets anti-inflammatoires et potentiellement anticancéreux.

Griffe du diable (Harpagophytum procumbens) : Utilisé en médecine traditionnelle pour soulager les douleurs, notamment celles liées aux maladies articulaires comme l'arthrite, et pour traiter les problèmes digestifs.

Le baobab (Adansonia) : Le baobab, souvent appelé "arbre de vie", fournit des fruits riches en vitamine C, en calcium, en fer et en fibres. Les fruits et les feuilles du baobab sont traditionnellement utilisés pour traiter l'asthme, la diarrhée, la fièvre et d'autres maladies.

L'absinthe africaine (Artemisia afra) : En médecine traditionnelle, cette plante est utilisée pour traiter la toux, le rhume et la grippe. Sa parente, Artemisia annua, est utilisée pour le traitement de la malaria.

Umckaloabo (Pelargonium sidoides) : Cette plante sud-africaine est souvent utilisée pour traiter les infections des voies respiratoires et les bronchites. Des études indiquent qu'elle a des propriétés antivirales et antibactériennes.

Souci africain (Calendula officinalis) : traditionnellement utilisé pour ses propriétés curatives en cas de problèmes de peau, de plaies et d'inflammations.

Noix de cola (Cola nitida et Cola acuminata) : Très utilisée en Afrique de l'Ouest, elle est connue pour ses propriétés stimulantes dues à sa teneur en caféine et est traditionnellement utilisée pour augmenter l'énergie et traiter les maux de tête.

Morinda lucida : utilisée en Afrique de l'Ouest pour traiter le paludisme et la fièvre.

Yohimbe (Pausinystalia yohimbe) : L'écorce de cet arbre, que l'on trouve en Afrique centrale et occidentale, est traditionnellement utilisée pour traiter les dysfonctionnements sexuels et est connue pour ses propriétés aphrodisiaques.

Moringa Oleifera : également connu sous le nom de "l'arbre miracle", il est utilisé dans de nombreuses régions d'Afrique. Les feuilles, les graines et les racines du moringa sont riches en vitamines, en minéraux et en antioxydants. Elles sont utilisées pour renforcer le système immunitaire, pour traiter l'anémie, l'arthrite et comme fortifiant général.

Géranium africain (Pelargonium sidoides) : Souvent utilisé pour traiter les maladies respiratoires, la bronchite et l'amygdalite. On pense également qu'il possède des propriétés antivirales et antibactériennes.

Hoodia Gordonii : une espèce de cactus traditionnellement utilisée par les Bushmen San du désert du Kalahari comme coupe-faim et désaltérant. Le hoodia est aujourd'hui souvent utilisé dans les produits diététiques.

Senna Alexandrina : connu pour son effet laxatif, il est traditionnellement utilisé pour traiter la constipation.

Griffe du diable africaine (Harpagophytum procumbens) : Utilisée pour soulager la douleur et l'inflammation, notamment dans les maladies articulaires comme l'arthrite.

Warburgia Ugandensis : couramment utilisé pour le traitement de la malaria, de l'asthme, et comme antimicrobien.

Plante africaine contre la maladie du sommeil (Craibia zimmermannii) : traditionnellement utilisée pour traiter la maladie du sommeil.

Le melon amer (Momordica charantia) : Connu pour ses propriétés antidiabétiques, il est utilisé pour réduire le taux de glycémie.

Jatropha Curcas : traditionnellement utilisé pour le traitement des maladies gastro-intestinales et pour la cicatrisation des plaies.

Neem (Azadirachta indica) : bien qu'originaire d'Inde, le neem est répandu dans de nombreuses régions d'Afrique et est apprécié pour ses propriétés antiseptiques, antivirales et antifongiques.

Outre les remèdes à base de plantes, la médecine traditionnelle africaine utilise également d'autres matériaux tels que des produits animaux, des minéraux et des objets symboliques à des fins de guérison. Le choix et la préparation de ces remèdes étaient souvent basés sur des connaissances complexes et des croyances culturelles.

La médecine traditionnelle africaine ne se limite pas aux remèdes à base de plantes, mais englobe également une multitude d'autres matériaux tels que les produits animaux, les minéraux et les objets symboliques utilisés à des fins de guérison. Ces pratiques sont profondément enracinées dans les croyances culturelles et les traditions des différentes communautés et reflètent une compréhension holistique de la santé et de la maladie.

Dans de nombreuses cultures africaines, des parties d'animaux telles que les os, les organes, la graisse et le sang sont utilisées comme médicaments. Ces matériaux sont souvent utilisés à des fins spécifiques, par exemple pour se renforcer, traiter les inflammations ou soulager la douleur. Dans certaines traditions, on pense que certains animaux possèdent des pouvoirs ou des propriétés particulières qui peuvent être utiles dans le traitement de maladies.

Différents minéraux et terres sont également utilisés dans la médecine traditionnelle. Ils sont souvent transformés en remèdes sous forme de poudre ou utilisés d'une autre manière dans le traitement. Ces minéraux sont parfois utilisés pour leurs propriétés physiques supposées, mais aussi pour leur signification symbolique.

L'utilisation d'objets symboliques, de rituels et de cérémonies joue un rôle important dans de nombreuses traditions de guérison africaines. Il peut s'agir de l'utilisation d'amulettes spéciales, de talismans ou d'autres objets destinés à offrir une protection ou une guérison. Les rituels et les cérémonies, souvent effectués par des guérisseurs traditionnels ou des chamans, peuvent faire partie intégrante des processus de guérison et visent à traiter à la fois l'esprit et le corps.

Le choix et la préparation de ces remèdes étaient souvent basés sur un savoir complexe, profondément enraciné dans l'histoire, les traditions et les pratiques culturelles des communautés. Ces pratiques ne visent pas uniquement à traiter les symptômes physiques, mais prennent également en compte les aspects spirituels, psychiques et sociaux du bien-être.

Il est important de noter que ces pratiques et croyances traditionnelles varient selon les régions et les communautés et qu'elles existent souvent en parallèle avec les pratiques médicales modernes. Alors que certaines de ces méthodes traditionnelles peuvent être soutenues par la recherche scientifique, d'autres restent sans fondement scientifique. Par conséquent, ces traitements doivent être considérés avec prudence et en tenant compte à la fois des perspectives médicales traditionnelles et modernes.

Malgré la mondialisation croissante et la diffusion de la médecine occidentale, la médecine traditionnelle reste une composante essentielle des soins de santé dans de nombreux pays africains. Elle est importante non seulement pour des raisons pratiques, car elle est souvent la seule forme de traitement disponible ou abordable, mais elle a également une profonde signification culturelle et spirituelle pour les gens. La préservation et la promotion de ce savoir traditionnel sont donc importantes non seulement pour les soins de santé, mais aussi pour l'identité culturelle et le patrimoine de l'Afrique.

Médecine traditionnelle d'Europe

La médecine populaire en Europe a également une histoire riche et complexe, profondément enracinée dans les traditions locales et la relation des gens avec leur environnement naturel. En Europe, la médecine populaire varie considérablement d'une région à l'autre, mais elle reflète généralement une connaissance profonde des vertus curatives des plantes, des minéraux et d'autres ressources naturelles, combinée à des pratiques issues des traditions et des croyances locales.

Dans de nombreuses régions d'Europe, la médecine populaire était étroitement liée au cycle des saisons et aux fêtes qui y sont associées. Par exemple, certaines herbes étaient cueillies à des moments particuliers, comme le solstice d'été, car on pensait qu'elles étaient alors particulièrement efficaces. Les connaissances sur les plantes médicinales et leur utilisation étaient souvent transmises oralement d'une génération à l'autre, et les femmes, en particulier les sages-femmes et les femmes dites "sages", étaient souvent porteuses de ce savoir.

En Europe, la phytothérapie a toujours joué un rôle central dans la médecine traditionnelle. Des herbes telles que la camomille, la menthe poivrée, la lavande et le millepertuis sont non seulement connues pour leur usage médical, mais ont également été utilisées dans différents contextes culturels et spirituels. Cette pratique profondément enracinée reflète la vaste connaissance des propriétés curatives des plantes et de leur utilisation dans les soins de santé.

La camomille, par exemple, est appréciée pour ses propriétés calmantes et anti-inflammatoires et est utilisée pour traiter différents troubles tels que les problèmes gastro-intestinaux ou pour se détendre en cas de stress ou de troubles du sommeil. La menthe poivrée est souvent utilisée pour traiter les problèmes digestifs et les maux de tête, tandis que la lavande est connue pour ses effets apaisants et est souvent utilisée pour soulager l'anxiété. Le millepertuis est surtout utilisé pour traiter les dépressions légères à modérées.

Outre leurs propriétés médicinales, ces herbes jouaient également un rôle important dans différents rituels et étaient utilisées comme sorts de protection. La lavande, par exemple, n'était pas seulement appréciée pour son parfum et ses vertus apaisantes, mais aussi suspendue dans les maisons pour éloigner les mauvais esprits. Des herbes comme l'armoise étaient utilisées lors de purifications rituelles et dans des amulettes de protection.

Les connaissances transmises sur la préparation et le dosage de ces herbes étaient essentielles pour leur efficacité. Ce savoir comprenait les parties de la plante à utiliser, la manière de les cueillir, de les sécher et de les stocker, ainsi que le dosage et la combinaison corrects de différentes herbes. Ces connaissances étaient souvent transmises oralement de génération en génération et sont parfois documentées dans d'anciens livres d'herboristerie.

De nos jours, de nombreuses plantes médicinales traditionnelles sont également utilisées dans la médecine moderne. Les principes actifs de certaines plantes ont été isolés et servent de base à des préparations pharmaceutiques. Cette intégration est un processus fascinant qui montre comment les connaissances anciennes et la science moderne peuvent interagir.

L'écorce de saule, qui contient de l'acide salicylique, en est un exemple classique. Celui-ci a été utilisé comme base pour le développement de l'aspirine, l'un des analgésiques les plus utilisés.

Un autre exemple est l'ergotamine, dérivée du champignon de l'ergot de seigle, qui est utilisée en médecine pour traiter les migraines et autres maux de tête. Le paclitaxel, médicament anticancéreux bien connu, extrait à l'origine de l'écorce de l'if du Pacifique, montre également comment les plantes médicinales traditionnelles peuvent influencer le développement de médicaments modernes.

Ce développement de médicaments à partir d'herbes médicinales traditionnelles est toutefois un processus complexe. Il nécessite des recherches et des tests cliniques approfondis afin de garantir la sécurité et l'efficacité des substances actives. De plus, les scientifiques et les médecins doivent tenir compte du bon dosage et des interactions possibles avec d'autres médicaments.

Le défi consiste également à trouver un équilibre entre la préservation des méthodes de guérison traditionnelles et l'application de normes scientifiques rigoureuses. Alors que la médecine moderne adopte de nombreux principes des herbes médicinales traditionnelles, elle s'efforce de les utiliser dans un cadre fondé sur des preuves. Cela signifie que toutes les interventions médicales, y compris les médicaments dérivés d'herbes médicinales, doivent être soutenues par la recherche scientifique et les essais cliniques.

La phytothérapie en Europe est donc un exemple vivant de la manière dont les connaissances traditionnelles et la science moderne peuvent interagir pour enrichir les soins de santé. Elle montre l'importance de préserver les connaissances traditionnelles et la nécessité de tester et de compléter ces connaissances par des méthodes scientifiques.

Mais la médecine populaire en Europe était aussi traditionnellement marquée par des superstitions et des pratiques magiques. Les rituels de guérison, les bénédictions et les incantations faisaient souvent partie du processus de guérison. Cela reflétait la conception de l'époque selon laquelle la santé et la maladie pouvaient avoir des causes non seulement physiques, mais aussi spirituelles et surnaturelles. Cette conception de la santé et de la maladie comme une interaction de facteurs physiques, spirituels et surnaturels était répandue dans de nombreuses cultures et époques.

Rituels de guérison et incantations : Dans de nombreuses traditions européennes, les rituels et les incantations faisaient partie intégrante du processus de guérison. Ces pratiques étaient souvent basées sur la croyance que les maladies pouvaient être causées par des esprits maléfiques, le mauvais œil ou d'autres forces surnaturelles. Les rituels de guérison, y compris la récitation de prières, de bénédictions ou d'incantations spéciales, étaient censés repousser ou guérir ces influences négatives.

Herboristerie et amulettes : outre les rituels et les prières, les remèdes naturels tels que les herbes jouaient un rôle important. Celles-ci étaient souvent collectées en combinaison avec certains rituels ou à des moments précis (par exemple à la pleine lune) afin de maximiser leur efficacité. Des amulettes ou des talismans portant des symboles spécifiques étaient portés ou conservés dans les maisons afin de favoriser la protection et la guérison.

Les femmes sages et les guérisseurs : Ce sont souvent des guérisseurs locaux, des femmes herboristes ou des "femmes sages" (appelées sorcières dans certaines régions) qui pratiquaient ces soins. Elles avaient une connaissance approfondie des plantes médicinales locales et des pratiques de guérison traditionnelles et étaient souvent les premiers conseillers en matière de santé dans les communautés rurales.

Le rôle de l'Église et du christianisme : l'Église chrétienne a également joué un rôle important dans l'art de guérir en Europe au Moyen Âge et au début de l'époque moderne. De nombreuses pratiques de guérison étaient liées à des rituels religieux et à la croyance dans les pouvoirs de guérison des saints. Les pèlerinages vers des lieux saints, l'invocation de saints protecteurs pour certaines maladies et l'utilisation d'objets consacrés faisaient partie des traditions de guérison.

Transition vers la médecine scientifique : avec l'avènement de la Renaissance et, plus tard, des Lumières, la compréhension de la maladie et de la santé a commencé à évoluer. L'influence de la religion et de la superstition sur la médecine a progressivement diminué, tandis que l'observation empirique et la recherche scientifique ont gagné en importance.

Ces pratiques historiques de médecine populaire reflètent une compréhension à multiples facettes de la santé et de la maladie, qui allait bien au-delà des aspects purement physiques. Elles montrent comment, dans le passé, l'absence de connaissances médicales modernes était compensée par un système complexe de croyances et de pratiques qui prenaient en compte les dimensions physiques et spirituelles de la vie humaine. Bien que nombre de ces pratiques soient aujourd'hui considérées comme dépassées ou superstitieuses, elles constituent une part importante de l'héritage culturel et contribuent à la compréhension de l'évolution de la médecine et des points de vue de la société sur la santé et la maladie.

Avec l'avènement de la médecine moderne aux 19e et 20e siècles, la médecine populaire traditionnelle a commencé à perdre de l'importance, mais elle est restée vivante dans de nombreuses régions rurales. Plus récemment, la médecine populaire a connu une sorte de renaissance en Europe, en raison d'un intérêt croissant pour les méthodes de guérison naturelles et holistiques. Cela a conduit à une redécouverte et à une réévaluation des plantes médicinales et des pratiques traditionnelles.

Aujourd'hui, la médecine populaire européenne est considérée à la fois comme faisant partie de l'héritage culturel et comme une ressource précieuse pour les méthodes de guérison alternatives et complémentaires. Dans de nombreux pays, on s'efforce de documenter ce savoir traditionnel et de le préserver pour les générations futures. Parallèlement, l'efficacité de nombreuses plantes et méthodes médicinales traditionnelles fait l'objet de recherches scientifiques en vue de leur éventuelle intégration dans la pratique médicale moderne.

La médecine populaire en Europe offre donc non seulement un aperçu de l'histoire culturelle du continent, mais aussi de la manière dont les gens ont compris et pris soin de leur santé au fil des siècles. Elle représente un lien avec la nature et une vision holistique de la santé et du bien-être qui est encore pertinente aujourd'hui.

Méthodes de guérison indigènes en Amérique

Les méthodes de guérison autochtones en Amérique se sont développées pendant des milliers d'années. Ces méthodes de guérison sont ancrées dans les traditions et les croyances profondément enracinées des différents peuples autochtones du continent et reflètent un lien étroit avec la nature, le spirituel et le cosmos. Elles varient fortement entre les différentes cultures et régions d'Amérique, des Inuits du Grand Nord aux peuples indigènes d'Amérique du Sud, et comprennent un large éventail de pratiques, de rituels et de remèdes.

Un élément essentiel des méthodes de guérison indigènes est l'utilisation de plantes médicinales et de substances naturelles. Les guérisseurs indigènes, souvent connus sous le nom de chamans, d'hommes ou de femmes médecine, possèdent une connaissance approfondie de la flore et de la faune locales et de leurs propriétés curatives. De nombreuses plantes utilisées sont désormais reconnues pour leur efficacité par la médecine moderne, comme l'écorce de saule, qui est une source naturelle d'acide salicylique, le principe actif de l'aspirine.

Les guérisseurs indigènes, tels que les chamans ou les hommes et femmes médecine, sont souvent les gardiens de ce savoir. Ils connaissent non seulement les propriétés et les utilisations de différentes plantes et substances naturelles, mais comprennent également l'importance des aspects rituels et spirituels dans la guérison. Ces guérisseurs considèrent souvent la santé et la maladie comme faisant partie d'un système holistique qui englobe des facteurs physiques, mentaux et environnementaux.

L'écorce de saule est un exemple remarquable de la manière dont les connaissances traditionnelles ont ouvert la voie à des découvertes importantes dans la médecine moderne. L'écorce de saule a été utilisée pendant des siècles par différentes cultures pour ses propriétés analgésiques et anti-inflammatoires. La médecine moderne a confirmé et développé cet usage traditionnel en isolant l'acide salicylique, le composant actif de l'écorce de saule. Cette découverte a conduit au développement de l'aspirine, l'un des médicaments les plus connus et les plus répandus dans le monde.

Ce type de transfert de connaissances n'est toutefois que la partie émergée de l'iceberg. De nombreuses plantes et substances naturelles utilisées par les peuples autochtones sont encore largement inexplorées par la communauté scientifique. Cela recèle un énorme potentiel de découvertes et d'innovations médicales futures. Toutefois, l'exploration de ces ressources nécessite une approche respectueuse des connaissances et de la culture autochtones, ainsi qu'une répartition équitable et éthique des avantages qui en découlent.

Le défi consiste à préserver et à respecter les connaissances traditionnelles des peuples indigènes tout en explorant les possibilités de les intégrer dans la recherche et la pratique médicales modernes. Cela implique une collaboration basée sur le respect mutuel, l'équité et la reconnaissance des droits des communautés indigènes. Il est également important de sensibiliser à l'importance de la préservation de la biodiversité, car celle-ci est à la base des connaissances traditionnelles sur les plantes médicinales et les substances naturelles.

Les pratiques de guérison ne comprennent pas seulement les aspects physiques de la guérison, mais aussi des éléments spirituels et psychiques. Les rituels, les prières, les chants et les danses font souvent partie intégrante de la guérison, en se basant sur la croyance que la maladie n'affecte pas seulement le corps, mais aussi l'esprit et l'âme. De nombreuses méthodes de guérison indigènes visent à rétablir un équilibre entre ces différents aspects.

Un autre aspect central est le lien étroit avec la communauté et l'environnement. La guérison est souvent comprise comme un processus qui englobe non seulement l'individu, mais aussi la communauté dans son ensemble et sa relation avec le monde naturel. Cette approche holistique reflète les profondes convictions philosophiques et spirituelles ancrées dans les cultures indigènes d'Amérique.

Le rôle du guérisseur est particulièrement important dans ces cultures. Les guérisseurs indigènes sont souvent des membres très respectés de leurs communautés, qui ne sont pas seulement des médecins, mais aussi des guides spirituels. Leurs connaissances sont généralement acquises au cours de longues années d'apprentissage et souvent à la suite d'expériences spirituelles ou de visions.

Les méthodes de guérison traditionnelles des Inuits, qui vivent dans les environnements glacés et difficiles de l'Arctique, sont profondément enracinées dans leur culture et leur mode de vie. Dans une région où l'accès aux plantes est limité et où le climat est extrême, les Inuits ont développé des méthodes uniques pour faire face aux problèmes de santé, qui dépendent fortement de l'utilisation des ressources disponibles. Leur médecine repose principalement sur l'utilisation de parties des animaux qu'ils chassent - comme la graisse, la viande, les os et les abats. Par exemple, l'huile de phoque est souvent utilisée pour les traitements de la peau et pour renforcer le système immunitaire en raison de sa richesse en vitamines.

Outre l'utilisation de produits animaux, les Inuits ont également développé des techniques de thérapie manuelle spécifiques. Celles-ci comprennent des massages et d'autres méthodes de traitement physique, souvent combinées à des traitements thermiques, comme l'application de pierres chaudes pour soulager les douleurs musculaires et d'autres troubles. Ces techniques physiques sont complétées par une connaissance approfondie des effets de leur régime alimentaire sur la santé. Le régime traditionnel des Inuits, riche en protéines et en graisses, est un élément essentiel de leur système de santé.

Un autre aspect important de la médecine inuit est l'intégration d'éléments spirituels et psychologiques. Les guérisseurs spirituels, connus sous le nom d'angakoks, jouent un rôle central dans la communauté et sont très appréciés pour leurs compétences dans les domaines de la spiritualité, de la psychologie et de la médecine. Leurs pratiques comprennent des rituels et des cérémonies qui visent à promouvoir et à maintenir le bien-être mental et spirituel.

Au fil du temps, les Inuits se sont adaptés aux changements modernes en combinant les pratiques traditionnelles avec la médecine moderne. Cette fusion d'anciennes traditions et de nouvelles méthodes montre la flexibilité et la résilience de la culture inuit. La médecine inuit témoigne ainsi de la manière dont les peuples autochtones utilisent et interprètent leur environnement pour développer des pratiques de santé qui concernent à la fois le corps et l'esprit, tout en étant étroitement liées à leur environnement. Cette compréhension profonde et holistique de la santé fait de la médecine traditionnelle inuit une partie intégrante et fascinante du patrimoine médical mondial.

D'autre part, la médecine traditionnelle en Amérique du Sud est un domaine riche et varié, profondément enraciné dans les différentes cultures du continent. En Amérique du Sud, une région riche en biodiversité et en histoire des peuples indigènes, des traditions médicales uniques se sont développées au fil des siècles, couvrant à la fois les aspects physiques et spirituels de la guérison.

Les pratiques et les croyances de la médecine traditionnelle sud-américaine sont marquées par le lien étroit que les gens entretiennent avec la nature et leur environnement. De nombreuses traditions de guérison sont profondément imbriquées dans des croyances spirituelles, dans lesquelles les chamans ou les guérisseurs jouent souvent un rôle central. Ces guérisseurs sont connus non seulement pour leur connaissance des propriétés médicinales des plantes et autres substances naturelles, mais aussi pour leurs capacités à communiquer et à interagir avec les mondes spirituels afin d'apporter guérison et équilibre.

L'utilisation de la flore locale à des fins médicinales est un élément central de ces traditions. L'Amérique du Sud abrite une énorme variété d'espèces végétales, dont beaucoup possèdent des propriétés médicinales uniques. Par exemple, l'écorce de l'arbre cinchona, source de quinine, est utilisée depuis des siècles pour traiter la malaria. D'autres plantes, comme l'ayahuasca, une plante hallucinogène, sont utilisées dans des contextes rituels pour permettre des expériences spirituelles ou pour traiter les souffrances psychiques.

En plus de la phytothérapie, la médecine traditionnelle sud-américaine comprend également des pratiques telles que la guérison énergétique, les rituels de purification et l'utilisation de chants et de danses de guérison. Ces pratiques visent non seulement à soigner le corps, mais aussi à favoriser le bien-être mental et spirituel.

Au fil du temps, ces méthodes de guérison traditionnelles ont évolué et se sont adaptées aux circonstances modernes. De nombreux pays d'Amérique du Sud ont commencé à intégrer des éléments de la médecine traditionnelle dans leurs systèmes de santé, en les pratiquant souvent parallèlement à la médecine occidentale moderne. Cette approche intégrative reflète la reconnaissance de la valeur des pratiques de guérison traditionnelles et offre une approche plus holistique des soins de santé.

La médecine traditionnelle sud-américaine offre ainsi un aperçu fascinant de la manière dont les peuples indigènes ont utilisé leur connaissance approfondie de la nature et du monde spirituel pour développer des pratiques de santé qui s'adressent à l'être humain dans sa globalité - corps, esprit et âme. Elle représente une part inestimable du patrimoine médical mondial et offre des perspectives et des approches précieuses pour les soins de santé dans le monde entier.

La médecine traditionnelle amérindienne, pratiquée par les peuples autochtones d'Amérique du Nord, est un système aux multiples facettes qui combine les aspects physiques, spirituels et psychologiques et qui repose sur une compréhension profonde de la nature et de sa relation avec l'homme. Cette médecine traditionnelle fait partie intégrante de l'identité culturelle et du patrimoine des différentes tribus indiennes.

L'une des caractéristiques de la médecine amérindienne est sa vision holistique de la santé et de la maladie. Elle repose sur la croyance que la santé est un état d'équilibre influencé à la fois par des facteurs physiques et spirituels. La maladie est souvent considérée comme le résultat d'un déséquilibre ou d'une rupture de cette harmonie. La guérison ne comprend donc pas seulement le traitement des symptômes, mais aussi le rétablissement de l'équilibre dans l'ensemble du corps et de l'esprit de l'individu, ainsi que l'harmonisation avec son environnement et son monde spirituel.

Les plantes médicinales jouent un rôle central dans la médecine indienne. La connaissance des propriétés et des usages de différentes plantes est transmise de génération en génération et constitue l'épine dorsale de la pratique médicale. Ces plantes sont appréciées non seulement pour leurs vertus thérapeutiques physiques, mais aussi pour leurs propriétés spirituelles. Elles sont utilisées sous une multitude de formes, notamment sous forme d'infusions, d'onguents, de teintures et de fumées.

Il ne s'agit pas seulement de traiter les maladies, mais aussi de prévenir, de purifier et de protéger.

Outre la phytothérapie, les rituels et les cérémonies jouent un rôle essentiel dans la médecine indienne. Ces pratiques spirituelles, souvent dirigées par des chamans ou des hommes et femmes-médecine, comprennent des chants, des danses, des prières et d'autres actes cérémoniels. Elles visent à améliorer le bien-être mental et émotionnel, à renforcer le lien avec le monde spirituel et à apporter la guérison à un niveau plus profond, souvent considéré comme sacré.

Un autre aspect de la médecine amérindienne est l'importance de la communauté et de la cohésion sociale. La guérison est souvent considérée comme un processus collectif auquel la communauté participe. Cela peut inclure le soutien de la famille et des amis, des rituels collectifs ou le partage des connaissances en matière de guérison.

La médecine amérindienne s'est adaptée et développée au fil du temps, tout en restant étroitement liée aux valeurs et pratiques traditionnelles. De nos jours, elle connaît une renaissance, car il existe une prise de conscience croissante de l'importance des méthodes de guérison holistiques et proches de la nature. De nombreux concepts et pratiques de la médecine amérindienne sont intégrés dans les approches holistiques modernes de la santé et contribuent à une compréhension plus profonde du lien entre l'homme, la nature et l'esprit. Elle représente une tradition médicale riche et variée qui a non seulement une valeur historique, mais qui reste également pertinente dans les soins de santé modernes.

Dans le monde moderne, l'art de guérir indigène est toutefois confronté à des défis. L'érosion progressive des cultures et des habitats indigènes, les modifications de l'environnement et la perte des connaissances traditionnelles menacent ces méthodes de guérison ancestrales. Parallèlement, on observe un intérêt et une appréciation croissants pour ces pratiques traditionnelles, notamment en raison d'une prise de conscience accrue des limites de la médecine moderne et d'un intérêt pour les méthodes de guérison alternatives.

Les méthodes de guérison indigènes d'Amérique sont donc un témoignage vivant de la diversité culturelle et de la connaissance profonde des peuples indigènes. Elles offrent un aperçu unique des interactions entre l'homme, la nature et le cosmos et constituent une source importante pour la compréhension des méthodes de guérison alternatives. Leur conservation et leur intégration dans les pratiques thérapeutiques modernes peuvent contribuer non seulement aux soins de santé, mais aussi à la préservation du riche héritage culturel des peuples autochtones d'Amérique.

Médecines indigènes en Australie

Les méthodes de guérison indigènes en Australie, souvent connues sous le nom de "Bush Medicine", proviennent des Aborigènes, les premiers habitants de l'Australie, dont la culture est l'une des plus anciennes du monde. Ces méthodes de guérison sont profondément enracinées dans la relation complexe que les Aborigènes entretiennent avec la terre, leur spiritualité et leurs traditions ancestrales.

Les pratiques de guérison des Aborigènes, qui ont longtemps vécu isolés, sont étroitement liées à leur compréhension de la terre et de la nature. Ils considèrent la terre et ses éléments non seulement comme une source de vie, mais aussi comme un élément central de leur héritage spirituel et culturel. Ce lien étroit avec la terre se reflète dans leur connaissance approfondie des propriétés curatives de la flore et de la faune australiennes.

Les plantes médicinales jouent un rôle crucial dans la médecine traditionnelle des Aborigènes. Ils utilisent une grande variété de plantes à des fins médicinales, des feuilles et des écorces aux fruits et aux graines. Ces plantes sont souvent utilisées sous différentes formes, que ce soit sous forme d'extraits, de pommades, d'infusions ou de vapeurs. Quelques exemples connus sont l'utilisation de feuilles d'eucalyptus pour traiter les rhumes et les maladies respiratoires ou l'utilisation de certaines écorces d'arbres pour leurs propriétés antiseptiques.

Outre les plantes médicinales, les Aborigènes accordent une grande importance aux aspects spirituels et rituels de la guérison. Les guérisseurs, souvent connus sous le nom de "Ngangkari", sont très estimés dans la communauté et sont connus pour leur capacité à communiquer avec les êtres spirituels et à traiter ainsi les maladies et les souffrances. Ces guérisseurs utilisent une combinaison de techniques physiques, comme le massage et les points de pression, et de méthodes spirituelles, comme le chant de chants traditionnels et l'exécution de rituels, pour favoriser le bien-être et guérir les maladies.

Les Ngangkari jouent également un rôle important dans le maintien de l'équilibre émotionnel et social de leur communauté. Ils ne sont pas seulement des guérisseurs au sens physique du terme, mais aussi des gardiens du savoir culturel et des guides spirituels. Leurs pratiques sont généralement transmises oralement et sont profondément ancrées dans l'histoire et les traditions de leurs communautés respectives.

Ces dernières années, l'intérêt pour les méthodes de guérison traditionnelles des Aborigènes s'est accru. De nombreux médecins et chercheurs modernes reconnaissent la valeur de ce savoir ancien et cherchent des moyens de l'intégrer dans les soins de santé contemporains. Il existe de plus en plus d'initiatives visant à documenter et à préserver les connaissances aborigènes, ainsi que des programmes combinant les méthodes de guérison traditionnelles et modernes.

Les méthodes de guérison autochtones en Australie offrent donc non seulement un aperçu fascinant de l'une des plus anciennes cultures du monde, mais représentent également une vision holistique de la santé et du bien-être, qui associe les aspects physiques, émotionnels, spirituels et communautaires. Elles constituent un élément important de l'héritage culturel aborigène et ont le potentiel d'apporter une contribution précieuse aux soins de santé modernes.

Médecine traditionnelle de Russie

La médecine traditionnelle russe possède ses propres caractéristiques uniques et repose sur une longue histoire de méthodes et de pratiques de médecine populaire. Cette tradition médicale est fortement influencée par les conditions naturelles et culturelles de la Russie.

L'un des concepts clés de la médecine traditionnelle russe est l'utilisation de remèdes naturels. La phytothérapie joue un rôle important, une grande variété de plantes et d'herbes étant utilisées pour leurs propriétés curatives. Ces herbes sont souvent utilisées dans des thés, des teintures ou des pommades pour traiter toute une série d'affections. Certaines herbes couramment utilisées sont la camomille, le millepertuis et la menthe poivrée.

Une autre caractéristique de la médecine traditionnelle russe est l'utilisation de saunas, connus sous le nom de "banya". Le banya n'est pas seulement utilisé comme lieu de détente, mais aussi à des fins thérapeutiques. L'alternance de vapeur chaude et d'eau froide est censée stimuler la circulation sanguine, renforcer le système immunitaire et contribuer à la désintoxication du corps. Ce processus est souvent combiné avec l'utilisation de balais de bouleau ou de brindilles de chêne, appelés "veniks", qui sont utilisés pour stimuler la peau et améliorer la circulation sanguine.

Les ventouses sont une autre méthode utilisée dans la médecine populaire russe. Elle consiste à placer des bocaux sur certaines parties du corps afin de créer une pression négative. Cette pratique est censée favoriser la circulation sanguine et est utilisée pour traiter les douleurs et divers troubles.

Outre ces méthodes, il existe une multitude de rituels et de pratiques de guérison qui se transmettent de génération en génération. Il peut s'agir de prières, d'incantations et de l'utilisation de symboles ancrés dans la croyance pour soulager ou guérir les maladies.

L'alimentation joue un rôle important dans la médecine traditionnelle russe. On pense que certains aliments ont des propriétés curatives et peuvent contribuer à l'équilibre du corps. Par exemple, les aliments fermentés comme la choucroute et le kvas (une boisson fermentée à base de pain) sont appréciés pour leurs propriétés probiotiques et pour soutenir la santé digestive. Le miel, les baies et les noix sont également des ingrédients populaires dans l'alimentation traditionnelle et sont appréciés pour leurs propriétés nutritives et curatives.

Un autre élément de la médecine traditionnelle russe est l'utilisation de boues médicinales et d'eaux minérales. La Russie dispose de nombreuses sources naturelles et de bains de boue qui sont utilisés à des fins thérapeutiques. Ces ressources naturelles sont traditionnellement utilisées pour traiter les maladies de la peau, les problèmes musculaires et articulaires, ainsi que pour la récupération et la régénération en général.

La physiothérapie occupe également une place importante dans la médecine traditionnelle russe. Des méthodes telles que le massage, la thérapie par le mouvement et la thérapie manuelle sont utilisées pour traiter les troubles physiques et favoriser le bien-être général. Ces pratiques sont souvent utilisées en combinaison avec d'autres méthodes de traitement traditionnelles telles que la banya ou la phytothérapie.

Il convient également de mentionner que la médecine traditionnelle russe adopte une approche holistique. Cela signifie que l'accent n'est pas uniquement mis sur le traitement de symptômes spécifiques, mais sur l'harmonisation de l'ensemble du corps et de l'esprit. Le bien-être émotionnel et spirituel est considéré comme aussi important que la santé physique.

Enfin, la transmission et le partage des connaissances sur ces pratiques traditionnelles constituent un aspect important. Nombre de méthodes et de recettes sont transmises de génération en génération au sein des familles, les membres les plus âgés transmettant leur savoir et leur expérience aux plus jeunes.

Dans l'ensemble, la médecine traditionnelle russe offre un mélange fascinant de pratiques historiques, de remèdes naturels et d'une approche holistique de la santé, profondément enracinés dans la culture et l'histoire russes.

Médecine traditionnelle nordique

La médecine populaire nordique est profondément enracinée dans les traditions et la culture des pays nordiques comme la Suède, la Norvège, le Danemark, la Finlande et l'Islande. Cette tradition médicale s'est développée au fil des siècles et est fortement influencée par la relation étroite de ces cultures avec la nature et leurs paysages.

Les herbes et les remèdes naturels jouent également un rôle central dans la médecine populaire nordique. Des plantes comme l'angélique, le millepertuis et la valériane étaient traditionnellement utilisées pour traiter une grande variété de maux. Ces plantes médicinales étaient souvent utilisées dans des thés, des teintures ou des pommades. La connaissance des propriétés curatives de ces plantes a souvent été transmise oralement de génération en génération, ce qui reflète une profonde compréhension des écosystèmes locaux et de leurs ressources.

Une autre caractéristique marquante de la médecine populaire nordique est l'utilisation du sauna. En Finlande, par exemple, le sauna n'est pas seulement un lieu de détente, mais aussi un lieu traditionnel de guérison physique et mentale. La chaleur et la vapeur, combinées à des plantes aromatiques comme les branches de bouleau, sont utilisées pour purifier et revitaliser le corps et l'esprit.

Les rituels et les pratiques spirituelles jouaient également un rôle important dans la médecine populaire nordique. Celles-ci comprenaient souvent des prières, des incantations et l'utilisation de symboles et d'amulettes pour promouvoir la santé et le bien-être. Ces aspects de la médecine populaire nordique reflètent les croyances et la spiritualité profondément ancrées dans ces cultures.

Les traditions et les pratiques de la médecine populaire nordique ont évolué au fil du temps, notamment avec l'avènement de la médecine moderne. Néanmoins, nombre de leurs pratiques et croyances restent vivantes dans les pays nordiques, souvent sous une forme modernisée ou dans le cadre d'une approche holistique de la santé.

Ces méthodes de guérison traditionnelles offrent non seulement un aperçu de l'histoire culturelle des pays nordiques, mais sont également de plus en plus reconnues comme un complément précieux aux pratiques médicales modernes. Elles soulignent l'importance de l'équilibre entre le corps, l'esprit et la nature et reflètent un profond respect pour le monde naturel.

Médecine traditionnelle arabe

Cette tradition médicale s'étend à des pays tels que l'Arabie saoudite, l'Égypte, le Maroc, l'Irak, la Syrie et bien d'autres encore, et se caractérise par une combinaison de connaissances thérapeutiques locales, d'influences islamiques et de pratiques médicales anciennes.

L'une des caractéristiques les plus remarquables de la médecine populaire arabe est l'utilisation d'herbes et de substances naturelles particulières. Des plantes telles que le cumin noir, la myrrhe, l'encens et l'aloe vera jouent un rôle central dans le traitement des maladies. Ces plantes médicinales sont utilisées sous différentes formes telles que les huiles, les pâtes, les infusions ou les poudres. La connaissance de ces remèdes a souvent été transmise de génération en génération, chaque guérisseur ou herboriste ayant ses propres connaissances et pratiques spécifiques.

Un autre aspect important de la médecine populaire arabe est l'importance des croyances et des pratiques spirituelles. La guérison est souvent considérée comme liée aux croyances religieuses, et l'on pense que les prières, les rituels spirituels et la foi en Dieu peuvent contribuer à la guérison. Cela reflète la profonde interdépendance entre la religion et la vie quotidienne dans de nombreuses cultures arabes.

La médecine populaire arabe a également une longue tradition en matière de diététique. L'importance d'une alimentation équilibrée et l'utilisation d'aliments spécifiques pour le traitement et la prévention des maladies sont des concepts centraux. Ces pratiques reposent souvent sur les principes de la pathologie humorale, qui s'appuie sur les enseignements de la médecine grecque antique et a été développée par d'éminents médecins islamiques comme Avicenne (Ibn Sina).

Des pratiques curatives telles que le cupping (hijama), une forme de thérapie par ventouses, font également partie intégrante de la médecine arabe traditionnelle. Cette méthode est utilisée pour traiter différents troubles et repose sur l'idée que l'élimination du 'mauvais' sang permet de résoudre différents problèmes de santé.

Dans le monde moderne, de nombreux aspects de la médecine populaire arabe ont connu une renaissance en raison d'un intérêt croissant pour les méthodes de guérison alternatives et les thérapies naturelles. Parallèlement, la médecine moderne a influencé et intégré de nombreuses pratiques de la médecine traditionnelle arabe. En ce sens, la médecine populaire arabe reste un domaine vivant et évolutif, englobant à la fois des approches médicales historiques et contemporaines, et reflétant le profond héritage culturel du monde arabe.

Les remèdes populaires et leurs ingrédients

Les remèdes populaires et leurs ingrédients sont connus dans le monde entier pour leurs propriétés curatives et sont appréciés tant dans la médecine traditionnelle que dans la médecine moderne. Beaucoup de ces remèdes contiennent des ingrédients actifs qui sont responsables de leurs effets thérapeutiques.

Herbes et plantes médicinales

Depuis des millénaires, les herbes et les plantes médicinales jouent un rôle central dans la médecine et la santé de différentes cultures à travers le monde. Leur utilisation va des simples remèdes domestiques aux préparations complexes utilisées dans la fabrication de médicaments à base de plantes. Ces plantes sont appréciées pour leurs principes actifs spécifiques, qui peuvent apporter un soulagement à un grand nombre de troubles et de maladies. Leur utilisation va des prises orales, comme les infusions et les teintures, aux applications externes, comme les pommades et les huiles.

Un aspect important de l'utilisation des herbes et des plantes médicinales est la connaissance profonde de leurs propriétés spécifiques et de leurs modes d'utilisation, qui a été recueillie et transmise de génération en génération. Cette connaissance est importante non seulement pour choisir les bonnes plantes, mais aussi pour les doser et les utiliser correctement afin d'obtenir une efficacité maximale et de minimiser les effets secondaires.

De plus, dans de nombreuses cultures, les herbes et plantes médicinales font partie intégrante des traditions et pratiques locales. Elles sont souvent étroitement liées aux aspects spirituels et rituels de la vie et sont appréciées non seulement pour leurs propriétés curatives physiques, mais aussi pour leur impact spirituel et émotionnel.

Dans le contexte de la médecine moderne, de nombreuses herbes et plantes médicinales font de plus en plus l'objet d'études scientifiques afin de mieux comprendre leurs modes d'action et d'explorer leurs avantages thérapeutiques potentiels. Ces recherches ont parfois conduit au développement de nouveaux médicaments basés sur les connaissances traditionnelles des plantes.

L'utilisation d'herbes médicinales est un élément central de la médecine traditionnelle dans le monde entier. De nombreuses cultures ont développé leurs propres plantes et méthodes uniques pour traiter les problèmes de santé et promouvoir le bien-être général. Voici quelques herbes médicinales couramment utilisées qui jouent un rôle dans différents systèmes de médecine traditionnelle à travers le monde :

- **Le ginseng** : Très répandu dans la médecine traditionnelle chinoise, le ginseng est apprécié pour ses propriétés fortifiantes et tonifiantes. Il est censé augmenter l'énergie, améliorer les performances intellectuelles et renforcer le système immunitaire.
- **Gingembre** : populaire dans de nombreuses cultures, le gingembre est souvent utilisé pour

traiter les nausées, l'indigestion et pour soulager les symptômes du rhume. Il a également des propriétés anti-inflammatoires.

- **Curcuma** : utilisé dans la médecine ayurvédique de l'Inde, le curcuma est connu pour ses puissantes propriétés anti-inflammatoires et antioxydantes. Il est souvent utilisé pour traiter l'arthrite et d'autres maladies inflammatoires.

- **Echinacée** : utilisée dans la médecine indigène nord-américaine, l'échinacée est connue pour sa capacité à renforcer le système immunitaire et à lutter contre le rhume et la grippe.

- **Aloe vera** : utilisé dans de nombreuses cultures pour ses propriétés de cicatrisation de la peau, l'aloe vera est utilisé en usage externe pour traiter les brûlures, les plaies et les irritations cutanées.

- **Lavande** : connue pour ses propriétés apaisantes et relaxantes, la lavande est souvent utilisée pour soulager le stress, l'anxiété et les problèmes de sommeil.

- **Chardon-Marie** : Utilisé dans différents systèmes de médecine traditionnelle, notamment en Europe, pour soutenir la santé du foie et traiter les maladies hépatiques.

- **Ginkgo Biloba** : utilisé dans la médecine traditionnelle chinoise, le ginkgo est connu pour sa capacité à améliorer la fonction cognitive et à favoriser la circulation sanguine.

- **Menthe poivrée** : utilisée dans le monde entier pour soulager les troubles digestifs, les maux de tête et pour rafraîchir l'haleine.

- **Camomille** : populaire en Europe et dans d'autres régions du monde, la camomille est utilisée pour apaiser le système digestif et favoriser le sommeil.

- **Souci des jardins (calendula)** : Souvent utilisé pour traiter les problèmes de peau et les plaies en raison de ses propriétés antiseptiques et cicatrisantes.

- **Valériane** : connue pour ses propriétés calmantes, la valériane est souvent utilisée pour traiter les troubles du sommeil et l'anxiété.

- **Aubépine** : traditionnellement utilisée dans la médecine populaire européenne pour traiter les maladies cardiovasculaires et soutenir la santé cardiaque.

- **Réglisse (réglisse)** : Utilisée dans la médecine chinoise et européenne à base de plantes, elle est connue pour ses effets sur les problèmes gastro-intestinaux et comme anti-inflammatoire.

- **Achillée millefeuille** : Appréciée dans le monde entier pour sa capacité à cicatriser les plaies, elle est également utilisée pour traiter les troubles digestifs.

- **Le basilic sacré (tulsi)** : Utilisé en médecine ayurvédique, il est considéré comme un adaptogène et aide à gérer le stress.

- **Ashwagandha** : une autre herbe importante dans l'Ayurveda, connue pour ses propriétés de réduction du stress et de renforcement.

- **Thé vert** : connu pour ses propriétés antioxydantes, il est apprécié dans le monde entier pour ses effets bénéfiques sur la santé.

- **Saw Palmetto** : couramment utilisé en médecine traditionnelle pour traiter les troubles de la prostate et les problèmes urinaires chez les hommes.

- **Griffe du diable** : originaire d'Afrique, elle est souvent utilisée pour traiter les douleurs et les inflammations, notamment l'arthrite et les maux de dos.

- **Passiflore** : connue pour ses propriétés calmantes et anxiolytiques, elle est souvent utilisée pour traiter l'insomnie et les états nerveux.

- **Ortie** : elle est utilisée pour ses propriétés anti-inflammatoires et pour soulager les symptômes d'allergie. Elle est également riche en nutriments et est utilisée pour promouvoir la santé en général.

- **Artichaut** : connu pour ses propriétés de soutien du foie et de facilitation de la digestion, il est utilisé pour traiter les troubles digestifs et réduire le taux de cholestérol.

- **Sureau noir** : traditionnellement utilisé pour traiter les rhumes et la grippe, notamment pour ses propriétés sudorifiques et anti-inflammatoires.

- **Rhodiola Rosea (racine de rose)** : Un adaptogène utilisé dans la médecine traditionnelle de Sibérie et de Scandinavie pour réduire le stress et augmenter l'endurance mentale et physique.

- **Maca** : connue dans la médecine traditionnelle péruvienne, elle est utilisée pour ses propriétés d'augmentation de l'énergie et de régulation des hormones.

- **Neem** : apprécié dans l'Ayurveda pour ses propriétés antiseptiques, anti-inflammatoires et curatives, il est utilisé pour les problèmes de peau, les soins dentaires et la désintoxication générale.

- **Gotu Kola** : utilisé dans la médecine asiatique pour favoriser la cicatrisation des plaies, améliorer la clarté mentale et favoriser la santé de la peau.

- **Moringa** : couramment utilisé dans la médecine traditionnelle africaine et indienne en raison de sa riche densité nutritionnelle et de ses propriétés antioxydantes.

- **Kava-Kava** : connu dans la médecine traditionnelle du Pacifique, notamment pour ses propriétés calmantes et anxiolytiques.

- **La griffe de chat (Uncaria tomentosa)** : Originaire de la région amazonienne, elle est utilisée pour ses propriétés immunitaires et anti-inflammatoires.

- **Fenugrec** : traditionnellement utilisé dans la médecine ayurvédique, il est utilisé pour soutenir la digestion et réguler le taux de sucre dans le sang.

- **Verge d'or** : connue pour son utilisation en cas d'infections des voies urinaires et de calculs rénaux, ainsi que pour ses propriétés anti-inflammatoires.

- **La marijuana (cannabis)** : Utilisée dans certains systèmes médicaux traditionnels pour ses propriétés analgésiques, anti-inflammatoires et sédatives. Son utilisation est toutefois limitée dans de nombreux pays en raison de restrictions légales.

- **Actée à grappes noires (Cimicifuga racemosa)** : Populaire dans la médecine traditionnelle nord-américaine pour soulager les troubles de la ménopause et les crampes menstruelles.

- **L'épine-vinette (Marrubium vulgare)** : Traditionnellement utilisé pour soulager la toux et les affections respiratoires et pour faciliter la digestion.

- **Chélidoine** : traditionnellement utilisée pour traiter les maladies de peau et parfois pour soulager les problèmes de vésicule biliaire.

- **Racine d'angélique (Angelica)** : utilisée dans la médecine traditionnelle européenne et asiatique pour soulager les troubles digestifs et renforcer le système immunitaire.

- **Patte d'oie** : traditionnellement utilisée pour le traitement de la diarrhée, comme dépuratif sanguin et pour la cicatrisation des plaies.

- **Astragalus** : utilisé dans la médecine traditionnelle chinoise pour renforcer le système immunitaire et comme adaptogène pour réduire le stress.

Ces herbes illustrent la diversité et la complexité de la phytothérapie et son importance dans la médecine traditionnelle. Elles sont utilisées de différentes manières dans diverses cultures, en fonction des traditions locales, des conditions climatiques et des ressources disponibles. Il est important de noter que l'utilisation des herbes médicinales dépend à la fois de facteurs culturels et individuels et que les conseils d'un professionnel de la santé sont essentiels, en particulier lorsqu'il s'agit d'interactions avec d'autres médicaments ou des états de santé existants.

Les produits animaux dans la médecine traditionnelle

Les produits animaux ont une longue tradition dans la médecine traditionnelle et sont utilisés dans différentes cultures à travers le monde. Ces pratiques, souvent profondément enracinées dans des traditions historiques et culturelles, utilisent différentes parties des animaux - des organes aux os en passant par les sécrétions - à des fins thérapeutiques. L'utilisation de produits animaux dans la médecine traditionnelle repose souvent sur la conviction que certains animaux ou parties d'animaux possèdent des pouvoirs curatifs spécifiques qui peuvent contribuer au traitement et à la prévention des maladies.

Voici quelques exemples d'utilisation de produits animaux dans la médecine traditionnelle :

- **Les bois de cerf** : Utilisé dans la médecine traditionnelle chinoise, en particulier les bois veloutés des jeunes cerfs. On pense qu'il favorise la santé des os et renforce l'énergie vitale, le Qi.
- **La bile d'ours** : La bile d'ours noir d'Asie, en particulier, est utilisée dans la médecine traditionnelle chinoise. Elle contient de l'acide ursodésoxycholique et est utilisée pour traiter les maladies du foie et d'autres troubles.
- **Cartilage de requin** : il est parfois utilisé en médecine alternative dans l'espoir qu'il pourrait aider à traiter le cancer. Les preuves scientifiques de cette utilisation sont toutefois limitées.
- **L'os de tigre** : Utilisé dans certains systèmes médicaux traditionnels asiatiques, bien que son commerce soit fortement limité en raison de la protection de l'espèce. Les os de tigre étaient traditionnellement utilisés pour traiter l'arthrite et d'autres états douloureux.
- **Venin de serpent** : utilisé dans certains systèmes de médecine traditionnelle pour traiter la douleur et comme anti-inflammatoire.
- **Cocon de vers à soie** : utilisé dans la médecine traditionnelle chinoise pour traiter les maladies des voies respiratoires et améliorer la santé de la peau.
- **Huile de civette** : une sécrétion obtenue à partir des glandes de la civette est utilisée en médecine traditionnelle dans certains pays asiatiques.

- **Corne de rhinocéros** : autrefois utilisée dans la médecine traditionnelle chinoise, mais désormais strictement interdite en raison du statut critique de conservation des espèces de rhinocéros.

- **Sécrétion de grenouille** : utilisée dans certains systèmes de médecine traditionnelle sud-américains, souvent comme analgésique ou pour traiter les brûlures.

- **Coquillages et perles** : utilisés dans la médecine traditionnelle chinoise pour traiter divers troubles, notamment pour renforcer les os et apaiser l'esprit.

- **Corne de buffle d'eau** : utilisée dans certains pays asiatiques, similaire à la corne de rhinocéros, bien qu'il n'existe aucune preuve scientifique de son efficacité.

- **Bile de vautour** : utilisée dans certains systèmes de médecine traditionnelle africaine, souvent pour des rituels ou pour traiter certaines maladies.

- **Carapace de tortue** : utilisée dans la médecine traditionnelle chinoise comme source de gélatine (Gui Ban), utilisée pour renforcer les os et améliorer la fonction rénale.

- **Cerveau et autres organes d'animaux** : Utilisés dans certains systèmes de médecine traditionnelle, basés sur la conviction que la consommation de certains organes peut apporter des bénéfices spécifiques pour la santé.

- **Nids d'hirondelles** : utilisés dans la médecine traditionnelle chinoise comme ingrédient pour les fameuses soupes aux nids d'hirondelles, connues pour leurs propriétés bénéfiques pour la santé.

- **Les produits de la ruche** : Le miel, la propolis, la gelée royale et le venin d'abeille sont utilisés dans différents systèmes de médecine traditionnelle pour leurs propriétés curatives.

- **Pieds de poulet** : consommés dans certaines cultures asiatiques comme source de collagène, on pense qu'ils favorisent la santé de la peau et la fonction articulaire.

- **Bois de renne** : semblables aux bois de cerf, utilisés dans certaines régions nordiques, notamment dans la médecine traditionnelle sibérienne.

- **Huile de poisson et huile de foie de morue** : traditionnellement utilisées dans de nombreuses cultures pour améliorer la santé cardiaque et comme source d'acides gras oméga-3.

- **Poudre de perles** : utilisée dans la médecine traditionnelle chinoise pour améliorer la santé de la peau et comme calmant.

- **Ambergris** : substance cireuse rare provenant du système digestif des cachalots, utilisée comme remède dans la médecine traditionnelle de certaines cultures.

- **Crocodile** : huile extraite de la peau de crocodile, utilisée dans certaines cultures africaines et asiatiques pour ses propriétés supposées de cicatrisation de la peau et d'antibactérien.

- **Plumes d'oiseaux** : Utilisées dans certaines cultures indigènes pour des rituels et des cérémonies de guérison, souvent dans la croyance en leurs pouvoirs spirituels.

- **Peau et écailles de serpent** : Utilisée dans certains systèmes de médecine traditionnelle, en particulier dans la médecine asiatique, souvent sous forme de poudre.

- **Les écailles de poisson** : Utilisées dans certains systèmes de médecine traditionnelle pour traiter certaines maladies de la peau.

- **Ivoire** : autrefois utilisé dans la médecine traditionnelle, notamment en Asie, le commerce de l'ivoire est aujourd'hui fortement limité et interdit en raison des lois internationales sur la protection des espèces.

- **Coquilles de moules et d'huîtres** : Utilisées dans la médecine traditionnelle chinoise, souvent sous forme de poudre, pour traiter différents troubles.

- **Les pattes de grenouille** : Utilisées dans certaines cultures comme remède traditionnel, notamment pour soulager la douleur et l'inconfort.

- **Huile de foie de requin** : contient du squalène et est utilisée dans certains systèmes de médecine traditionnelle pour soutenir la santé de la peau et renforcer le système immunitaire.

- **Lait et urine de cheval** : utilisés dans certains systèmes de médecine traditionnelle, notamment dans certaines régions d'Asie centrale, pour leurs supposés bienfaits sur la santé.

- **Œufs de poule** : dans certaines cultures, les œufs de poule sont appréciés pour leurs nutriments et leur capacité présumée à améliorer la santé et la vitalité.
- **Laine et graisse de mouton (lanoline)** : utilisée dans certains systèmes médicaux traditionnels pour ses propriétés de soin de la peau.
- **Vessie de poisson** : Utilisé en médecine traditionnelle chinoise pour traiter les gonflements et améliorer la fonction rénale.
- **L'urine de chameau** : traditionnellement appréciée dans certaines parties du monde arabe pour ses prétendues propriétés médicinales.
- **Taupe** : dans certains systèmes médicaux traditionnels européens, des parties de taupe étaient autrefois utilisées à diverses fins médicales.
- **Les produits à base de vers et d'insectes** : Certains vers et insectes sont utilisés dans certains systèmes de médecine traditionnelle, souvent sous forme séchée et en poudre.
- **Huile de foie de morue provenant de différents poissons** : Traditionnellement utilisée pour sa richesse en acides gras oméga-3 et en vitamine D pour renforcer les os et améliorer la santé générale.
- **Os d'animaux et moelle osseuse** : utilisés dans certains systèmes de médecine traditionnelle pour préparer des bouillons et autres remèdes

destinés à renforcer le corps et à favoriser la guérison.

- **Sangsues** : utilisées en médecine traditionnelle à des fins thérapeutiques, notamment dans la thérapie par les sangsues pour améliorer la circulation sanguine et traiter les inflammations.

- **Étoiles de mer et oursins** : utilisés dans certains systèmes médicaux asiatiques, souvent sous forme séchée, pour traiter différents maux.

Ces exemples illustrent à quel point l'utilisation de produits animaux dans la médecine traditionnelle est variée et profondément ancrée dans la culture. Il est essentiel de tenir compte des considérations éthiques et de la protection de la faune. Dans le monde moderne, nombre de ces pratiques sont reconsidérées et remplacées par des méthodes alternatives en raison de préoccupations liées à la protection des espèces, à la durabilité et à la validité scientifique.

Avec les progrès de la science médicale et une meilleure compréhension des maladies ainsi que de leurs possibilités de traitement, la dépendance aux méthodes de guérison traditionnelles a diminué. Parallèlement, la sensibilisation au bien-être des animaux et aux questions éthiques s'est accrue. De nombreuses pratiques traditionnelles impliquant des organes ou des produits animaux sont critiquées pour leur cruauté ou leur manque d'éthique. Cela a conduit de nombreuses personnes à rejeter ces méthodes et à se tourner vers des alternatives plus respectueuses des animaux. À cela s'ajoute la protection des espèces animales menacées, qui est strictement réglementée par des lois et des accords internationaux visant à limiter l'exploitation et le commerce de certains produits animaux.

Le commerce de certains produits animaux, notamment ceux issus d'espèces menacées, peut contribuer au commerce illégal d'animaux sauvages et menacer la biodiversité. En outre, l'efficacité et la sécurité de nombre de ces produits animaux traditionnels ne sont pas toujours scientifiquement prouvées, ce qui soulève des inquiétudes quant à leur utilisation dans la médecine moderne.

Les minéraux et les terres dans la médecine traditionnelle

Depuis des millénaires, les minéraux et les terres jouent un rôle important dans la médecine traditionnelle de différentes cultures. Ces ressources naturelles sont utilisées pour une grande variété d'objectifs de santé en raison de leurs propriétés curatives supposées. Leur utilisation va de l'application directe sur la peau à l'ingestion, chaque culture ayant développé des traditions et des croyances spécifiques concernant les pouvoirs de guérison de certains minéraux et terres.

L'utilisation des minéraux et des terres dans la médecine traditionnelle a une longue histoire et fait partie intégrante de nombreux systèmes de guérison dans le monde. Ces pratiques reposent sur la conviction que certains minéraux ont des propriétés curatives spécifiques et peuvent contribuer au traitement d'un grand nombre de troubles. En voici quelques exemples :

- **Argile et terre médicinale** : Sont traditionnellement utilisées pour détoxifier et purifier le corps. Elles peuvent également être utilisées en usage externe pour traiter les maladies de la peau et favoriser la cicatrisation des plaies.

- **Sel** : le sel de l'Himalaya ou le sel de mer, en particulier, sont utilisés dans différentes cultures pour le nettoyage, l'amélioration de la santé de la peau et la relaxation (par exemple dans les bains de sel).

- **Soufre** : connu en médecine traditionnelle pour ses propriétés antibactériennes et anti-inflammatoires. Le soufre est souvent utilisé dans les soins de la peau, notamment pour traiter l'acné et d'autres maladies de la peau.

- **Bentonite** : un type d'argile utilisé pour la désintoxication et le soutien de la digestion. La bentonite peut lier les substances nocives et est souvent utilisée sous forme de boissons ou dans le cadre de cures de nettoyage.

- **Magnésium** : il est apprécié pour ses propriétés relaxantes et myorelaxantes. Les bains ou les suppléments de magnésium peuvent être utilisés pour soulager les crampes musculaires et améliorer le sommeil.

- **Quartz** : utilisé comme pierre de guérison dans différentes cultures. Le quartz est souvent utilisé dans le travail énergétique et pour favoriser la guérison émotionnelle.

- **Zéolite** : un minéral naturel utilisé pour la désintoxication et le soutien du système immunitaire. On pense qu'elle peut lier les métaux lourds et les toxines du corps.

- **Or** : utilisé dans la médecine traditionnelle chinoise et ayurvédique. L'or est considéré comme un anti-inflammatoire et un revitalisant et est parfois utilisé en très petites quantités dans les médicaments et les produits de soins de la peau.

- **Argent** : l'argent colloïdal en particulier est apprécié pour ses propriétés antibactériennes et utilisé en médecine alternative pour traiter les infections.

- **Cuivre** : utilisé en médecine traditionnelle, souvent sous forme de bracelets, pour soulager les symptômes de l'arthrite et de l'inflammation.

- **L'oxyde de fer** : Parfois utilisé en médecine traditionnelle pour traiter les carences en fer, souvent sous forme de suppléments naturels ou par l'absorption de terres riches en fer.

- **Plâtre (sulfate de calcium)** : Utilisé dans la médecine traditionnelle chinoise comme moyen de traitement des maladies de la peau et pour soulager la douleur.

- **Jade** : Apprécié dans certaines cultures asiatiques pour ses prétendues propriétés curatives, notamment pour favoriser la guérison et la relaxation.

- **Sélénite** : un minéral utilisé en médecine alternative pour ses propriétés purifiantes et pour favoriser la clarté mentale.

- **Lapis-lazuli** : minéral utilisé en médecine traditionnelle pour ses prétendues propriétés curatives, notamment pour soutenir le système immunitaire et améliorer la santé émotionnelle.

- **Tourmaline** : populaire dans la médecine alternative pour ses propriétés ionisantes et énergisantes, souvent utilisée dans les bijoux ou dans les ensembles de pierres médicinales.

- **Obsidienne** : utilisée dans certains systèmes de médecine traditionnelle comme pierre de protection et pour favoriser la guérison émotionnelle.

- **Extrait de thé vert (riche en minéraux)** : Utilisé dans la médecine traditionnelle chinoise pour ses propriétés antioxydantes et pour la promotion de la santé en général.

- **Azurite** : un minéral utilisé en médecine alternative pour sa capacité supposée à favoriser la clarté mentale et à réduire le stress.

- **Calcaire (carbonate de calcium)** : Utilisé dans certains systèmes de médecine traditionnelle pour traiter les problèmes gastro-intestinaux et comme source de calcium.

- **Talc** : historiquement utilisé dans la médecine traditionnelle pour sa capacité à absorber l'humidité et à soulager les irritations de la peau.

- **Pierres de basalte** : souvent utilisées en thermothérapie, comme dans les massages aux pierres chaudes, pour réduire les tensions musculaires et favoriser la relaxation.

- **Ocre rouge (oxyde de fer)** : Utilisée dans certaines cultures indigènes à des fins cérémonielles et curatives, souvent dans le cadre de rituels spirituels.

- **Magnétite** : utilisée en médecine alternative pour ses prétendues propriétés curatives magnétiques, souvent dans des bracelets magnétiques ou autres bijoux.

- **Kaolin** : une argile blanche traditionnellement utilisée dans le traitement de la diarrhée et des troubles gastro-intestinaux, ainsi que dans les soins de la peau.

- **Améthyste** : utilisée en médecine alternative comme pierre médicinale, elle est utilisée pour favoriser la relaxation et soulager le stress.

- **Marbre** : parfois utilisé dans la médecine traditionnelle chinoise sous forme broyée pour ses propriétés rafraîchissantes.

- **Sel de l'Himalaya** : outre son utilisation dans les bains, il est également utilisé dans les lampes à sel, dont on pense qu'elles améliorent la qualité de l'air et contribuent à la détente.

- **Pyrite** : considérée comme une pierre de chance et de prospérité dans certains systèmes médicaux traditionnels, bien qu'elle n'ait aucune application médicale directe connue.

- **Baryte** : historiquement utilisée en médecine traditionnelle pour traiter certains troubles digestifs, bien que son utilisation soit aujourd'hui rare en raison de problèmes de sécurité.

Ces exemples illustrent le fait que les minéraux et les terres sont utilisés sous de nombreuses formes et à des fins différentes dans la médecine traditionnelle.

Aujourd'hui encore, les minéraux et les terres sont utilisés de différentes manières dans la médecine moderne et traditionnelle. En médecine moderne, ils sont essentiels dans les compléments alimentaires pour combler les carences en minéraux et promouvoir la santé en général. Les minéraux tels que le fer, le calcium et le magnésium sont particulièrement importants à cet égard. Ils jouent également un rôle dans l'imagerie médicale, par exemple en radiologie, comme le sulfate de baryum utilisé comme agent de contraste.

En dentisterie, les minéraux sont utilisés dans les plombages et les couronnes, et les fluorures sont utilisés pour renforcer l'émail des dents et prévenir les caries. En dermatologie, les minéraux sont présents dans les produits destinés au traitement des maladies de la peau telles que l'acné et l'eczéma, car ils possèdent des propriétés thérapeutiques.

Les systèmes de guérison traditionnels, tels que la médecine ayurvédique ou la médecine traditionnelle chinoise, utilisent également toujours de manière ciblée les minéraux et les terres, souvent en combinaison avec des herbes et d'autres ingrédients naturels, pour traiter différents maux. Leur utilisation dans ces contextes est souvent basée sur des pratiques historiques et culturelles, bien que les preuves scientifiques de leur efficacité puissent varier.

En chirurgie, certains minéraux comme le titane sont utilisés dans les implants chirurgicaux et les dispositifs médicaux en raison de leurs propriétés biocompatibles. L'utilisation des minéraux en médecine est soumise à des réglementations strictes, notamment en médecine moderne, afin de garantir la sécurité et l'efficacité. En médecine traditionnelle, ces normes peuvent varier selon les pays et les cultures, et toutes les utilisations traditionnelles ne sont pas scientifiquement prouvées ou reconnues comme sûres.

Applications modernes et problèmes

Intégration dans la médecine moderne

L'intégration de la médecine traditionnelle dans la médecine moderne est un processus qui implique à la fois la reconnaissance des méthodes de guérison traditionnelles, leur examen scientifique et leur adaptation aux normes médicales contemporaines. Ce processus nécessite une collaboration entre les chercheurs, les professionnels de la santé et les praticiens de la médecine traditionnelle. Alors que les chercheurs se concentrent sur la validation scientifique et l'étude des remèdes traditionnels, les professionnels de la santé doivent être éduqués sur les principes et les pratiques de la médecine traditionnelle afin de permettre une compréhension plus approfondie et une utilisation éclairée.

La réglementation et la standardisation des médicaments à base de plantes et d'autres formes de médecine traditionnelle sont également essentielles pour garantir leur sécurité et leur efficacité. Dans ce contexte, l'assurance qualité joue un rôle essentiel. La certification des praticiens et l'élaboration de lignes directrices pour la médecine traditionnelle contribuent également à garantir l'intégrité et l'efficacité de ces méthodes de guérison.

La collaboration entre les médecins et les naturopathes modernes et traditionnels est indispensable pour une intégration réussie. Elle favorise une compréhension globale de la santé et élargit les options de traitement pour les patients. Une approche centrée sur le patient, qui tient compte des préférences individuelles et du contexte culturel, permet d'améliorer la fidélisation et la satisfaction des patients. Le respect et l'appréciation des différences ethniques et culturelles sont essentiels dans ce processus.

Enfin, l'intégration de la médecine traditionnelle dans les soins de santé publique peut apporter une contribution significative. En développant des programmes et des stratégies qui prennent en compte les méthodes de guérison traditionnelles, la promotion de la santé et la prévention des maladies peuvent être rendues plus efficaces. Cette intégration constitue un pont entre le savoir traditionnel et la recherche scientifique et a le potentiel de rendre les soins de santé plus complets, plus inclusifs et plus efficaces. Il est important d'adopter une approche équilibrée qui exploite les points forts des deux systèmes tout en insistant sur la sécurité des patients et les pratiques fondées sur des données probantes.

Durabilité des produits thérapeutiques

La durabilité et l'approvisionnement éthique des produits thérapeutiques sont d'une grande importance à l'heure actuelle, car ils n'ont pas seulement un impact sur l'environnement, mais aussi un impact social et économique. L'achat durable de produits thérapeutiques consiste à utiliser et à gérer les ressources de manière à les préserver pour les générations futures, tandis que l'achat éthique garantit que les communautés impliquées dans la production de ces produits thérapeutiques sont traitées de manière équitable.

En ce qui concerne la durabilité, l'accent est mis sur la cueillette ou la culture des plantes et autres ressources naturelles utilisées pour la fabrication de remèdes d'une manière qui ne compromet pas la disponibilité à long terme de ces ressources. Une récolte excessive ou une cueillette non réglementée de plantes et d'herbes sauvages peut entraîner une réduction, voire une extinction de certaines espèces. Pour éviter cela, des méthodes de culture et des pratiques de récolte durables sont utilisées pour assurer la régénération des plantes et protéger la biodiversité. Par exemple, l'utilisation de techniques telles que l'alternance des cultures ou les méthodes de récolte durables est encouragée.

Les personnes sont au cœur de l'approvisionnement éthique en produits thérapeutiques. Il s'agit de s'assurer que les communautés qui possèdent des connaissances traditionnelles sur les plantes et méthodes médicinales ou qui les cultivent et les collectent soient traitées de manière équitable. Cela implique des conditions de travail équitables, une rémunération appropriée et le respect des droits culturels et des savoirs traditionnels. Un aspect essentiel à cet égard est d'éviter la biopiraterie - la pratique consistant à utiliser les connaissances et les ressources des communautés autochtones et locales sans reconnaissance ou compensation adéquate.

Le respect des normes et certifications internationales joue un rôle important dans la promotion à la fois de la durabilité et de l'approvisionnement éthique. Des organisations telles que le Fair Wild Standard ou le Forest Stewardship Council (FSC) proposent des directives et des certifications qui aident les producteurs à mettre en œuvre des pratiques durables. En outre, l'implication des communautés locales dans le processus de récolte et de transformation des produits médicinaux favorise non seulement le développement économique de ces communautés, mais contribue également à préserver et à valoriser leurs connaissances traditionnelles.

Globalement, l'approvisionnement durable et éthique en produits thérapeutiques requiert une interaction équilibrée entre la protection de l'environnement, le commerce équitable et le respect des savoirs traditionnels. Il contribue à la préservation des ressources naturelles, soutient les moyens de subsistance des communautés locales et garantit la disponibilité des produits thérapeutiques pour les générations futures.

Aspects juridiques et réglementaires

Les aspects juridiques et réglementaires de la médecine traditionnelle varient considérablement selon les pays et les régions. Ces législations et réglementations sont essentielles pour garantir la sécurité et l'efficacité des remèdes tout en renforçant la protection des consommateurs. Elles couvrent différents domaines tels que l'autorisation, la production, la commercialisation et l'utilisation des remèdes traditionnels ainsi que la certification et la réglementation des praticiens.

Un aspect central est l'autorisation et la réglementation des plantes médicinales et des produits naturels. Dans de nombreux pays, ces produits sont soumis à un contrôle strict, à l'instar des produits pharmaceutiques modernes. Cela implique des tests de sécurité, de qualité et d'efficacité. Certains pays ont des réglementations spécifiques pour les produits de médecine traditionnelle et alternative, tandis que d'autres placent ces produits sous la législation générale sur les médicaments. Le défi réside souvent dans la standardisation et l'évaluation de produits qui reposent sur une longue tradition et qui ne répondent pas toujours à des critères scientifiques de la médecine moderne.

La réglementation de la pratique de la médecine traditionnelle est également un domaine important. Dans certains pays, les praticiens de la santé et les thérapeutes doivent obtenir une licence et satisfaire à des exigences spécifiques en matière de formation et d'examens. Dans d'autres, il n'existe pratiquement aucune réglementation formelle pour ces professions. La réglementation vise à garantir la qualité des soins et à protéger les patients contre les praticiens non qualifiés.

L'étiquetage et la publicité des produits de médecine traditionnelle sont également soumis à des dispositions légales. Ces réglementations visent à garantir que les consommateurs reçoivent des informations claires, précises et non trompeuses sur les produits. Il s'agit notamment d'informations sur les ingrédients, l'utilisation recommandée, les éventuels effets secondaires et les contre-indications.

Les règles et conventions commerciales internationales jouent également un rôle, notamment en ce qui concerne la protection de la propriété intellectuelle, l'accès aux ressources génétiques et le partage équitable des connaissances traditionnelles. Des conventions telles que le Protocole de Nagoya régissent l'accès aux ressources génétiques et le partage équitable des avantages et visent à empêcher la biopiraterie.

L'autorisation des médicaments traditionnels à l'heure actuelle se heurte à plusieurs défis, qui résultent principalement des différences entre les méthodes de guérison traditionnelles et les normes scientifiques modernes. L'un des principaux problèmes liés à l'autorisation de mise sur le marché est le manque de preuves scientifiquement fondées de l'efficacité de nombreux médicaments traditionnels. La médecine moderne exige des essais cliniques rigoureux pour démontrer la sécurité et l'efficacité, alors que de nombreux remèdes traditionnels sont basés sur des preuves historiques ou anecdotiques.

Les préoccupations en matière de sécurité sont également une question importante, car les médicaments traditionnels peuvent avoir des effets secondaires inconnus ou imprévisibles, en particulier lorsqu'ils sont combinés avec des médicaments modernes. La variabilité de la composition, du dosage et de la pureté de ces remèdes complique l'évaluation de leur sécurité.

Un autre obstacle est le manque de standardisation et d'assurance qualité dans la production des médicaments traditionnels. La pharmacie moderne mise sur la cohérence et les processus de production standardisés, ce qui est souvent difficile à obtenir avec les remèdes traditionnels. À cela s'ajoutent des obstacles réglementaires complexes et variables dans le monde entier, qui peuvent représenter un défi majeur pour les fabricants de remèdes traditionnels.

En outre, l'évaluation et l'intégration des médicaments traditionnels dans le système de santé moderne soulèvent des questions culturelles et éthiques. Celles-ci vont des préoccupations concernant l'acceptabilité éthique de certaines pratiques ou de certains ingrédients aux inquiétudes concernant la préservation des traditions de savoir autochtones et leur exploitation commerciale.

Pour surmonter ces défis, des efforts sont en cours pour trouver une approche équilibrée qui tienne compte à la fois de la vérification scientifique et du respect des méthodes de guérison traditionnelles et du patrimoine culturel. Cela nécessite souvent d'adapter le cadre réglementaire et de mettre davantage l'accent sur la recherche et le développement dans le domaine de la médecine traditionnelle.

Dans l'ensemble, le cadre réglementaire de la médecine traditionnelle exige un équilibre minutieux. D'une part, la sécurité et la qualité doivent être garanties, mais d'autre part, il est important de respecter et de préserver la diversité et les spécificités des méthodes de guérison traditionnelles. L'approche juridique et réglementaire doit donc être suffisamment flexible pour reconnaître le caractère particulier et l'importance culturelle de la médecine traditionnelle, tout en maintenant des normes modernes de santé et de sécurité.

Applications modernes de la médecine traditionnelle

L'application moderne de la médecine traditionnelle est un domaine qui va de l'intégration des méthodes de guérison traditionnelles dans les systèmes de santé contemporains à l'étude scientifique et à la validation des pratiques de guérison anciennes. À l'heure actuelle, la médecine traditionnelle n'est plus considérée comme une simple relique historique, mais comme une ressource précieuse qui pourrait éventuellement offrir de nouvelles perspectives et de nouveaux traitements à la médecine moderne.

Dans de nombreuses régions du monde, les professionnels de la santé et les chercheurs reconnaissent l'importance de la médecine traditionnelle et tentent d'intégrer les méthodes de guérison traditionnelles dans la pratique médicale moderne. Cela passe souvent par une collaboration avec des guérisseurs traditionnels afin d'acquérir une compréhension plus approfondie de leurs méthodes et de trouver des moyens d'intégrer ces pratiques de manière sûre et efficace dans les soins de santé généraux. Un exemple de cette démarche est l'intégration de l'acupuncture, une méthode de guérison traditionnelle chinoise, dans la médecine occidentale, qui est aujourd'hui reconnue dans de nombreux pays comme un traitement acceptable et efficace pour un grand nombre de troubles.

La recherche pharmaceutique joue également un rôle important dans l'application moderne de la médecine traditionnelle. De nombreux médicaments utilisés aujourd'hui ont leurs racines dans la médecine traditionnelle. Les chercheurs étudient activement les plantes, les herbes, et d'autres ressources naturelles utilisées dans la médecine traditionnelle afin d'y trouver des agents thérapeutiques potentiels. Un exemple classique est la découverte de l'aspirine, qui était à l'origine extraite de l'écorce de saule, un remède traditionnel contre la douleur et la fièvre.

En outre, l'intérêt pour la médecine traditionnelle en tant qu'élément d'une approche holistique de la promotion de la santé et de la prévention ne cesse de croître. Des pratiques telles que le yoga, la méditation et différentes formes de phytothérapie sont de plus en plus populaires en tant que moyens de réduire le stress, d'améliorer le bien-être général et de prévenir les maladies. Ces méthodes sont souvent utilisées comme thérapies complémentaires aux côtés des traitements médicaux conventionnels.

Un autre aspect moderne de la médecine traditionnelle est l'accent croissant mis sur la durabilité et l'approvisionnement éthique. À une époque où la protection de la biodiversité et les pratiques durables sont de plus en plus importantes, l'utilisation et la conservation responsables des remèdes traditionnels passent au premier plan.

Malgré cette intégration dans la médecine moderne, des défis subsistent. Il s'agit notamment de la standardisation et de l'assurance qualité des produits thérapeutiques, de la validation scientifique de leur efficacité et de leur sécurité, ainsi que de questions éthiques et juridiques, notamment en ce qui concerne la protection des connaissances indigènes.

Dans l'ensemble, l'application moderne de la médecine traditionnelle démontre le potentiel de créer un pont entre les connaissances anciennes et la science contemporaine afin de développer des approches innovantes et holistiques de la santé et de la guérison. Dans ce contexte, il est essentiel d'adopter une approche équilibrée qui respecte et intègre le meilleur des deux mondes afin d'améliorer et d'élargir les soins de santé.

Exemples

L'application moderne des pratiques médicales traditionnelles a gagné en importance dans le monde entier, notamment dans le cadre d'approches médicales intégratives et complémentaires. Voici quelques exemples de la manière dont la médecine traditionnelle est utilisée dans la pratique moderne de la santé :

- **Acupuncture** : à l'origine une composante de la médecine traditionnelle chinoise, l'acupuncture est aujourd'hui utilisée dans le monde entier. Elle est souvent utilisée pour soulager la douleur et pour traiter divers problèmes de santé chroniques tels que l'arthrite, les migraines et pour réduire le stress.

- **Ayurveda** : cet art thérapeutique traditionnel indien a fait son entrée dans l'industrie moderne du bien-être et de la santé. Les pratiques ayurvédiques telles que les conseils nutritionnels, les remèdes à base de plantes et le yoga sont utilisées pour promouvoir le bien-être général et traiter des problèmes de santé spécifiques.

- **Médecine par les plantes** : l'utilisation d'herbes médicinales est un élément central de nombreux systèmes de médecine traditionnelle. Dans la médecine moderne, les extraits et suppléments d'herbes sont souvent utilisés comme des alternatives naturelles ou des compléments aux médicaments conventionnels.

- **Yoga et méditation** : originaires de la tradition indienne, le yoga et la méditation sont aujourd'hui populaires dans le monde entier et sont utilisés pour réduire le stress, améliorer la flexibilité, renforcer le corps et favoriser la clarté mentale.

- **Aromathérapie** : l'utilisation d'huiles essentielles extraites de plantes est une méthode thérapeutique traditionnelle utilisée dans la médecine moderne comme moyen d'améliorer le bien-être émotionnel et de soulager les symptômes du stress.

- **Qi Gong et Tai Chi** : ces pratiques traditionnelles chinoises, qui combinent mouvement, respiration et méditation, sont aujourd'hui souvent utilisées pour améliorer l'équilibre, la flexibilité et l'état de santé général.

- **Thérapie par ventouses** : il s'agit d'une méthode thérapeutique traditionnelle qui vise à améliorer la circulation sanguine et à soulager la douleur en appliquant des ventouses sur des points précis du corps. Elle est utilisée dans la médecine alternative moderne pour traiter un grand nombre de troubles.

- **Les thérapies manuelles** : Il s'agit notamment des techniques de massage traditionnelles, de la chiropratique et de l'ostéopathie, qui sont utilisées dans la médecine moderne pour traiter les problèmes musculo-squelettiques, ainsi que pour se détendre et améliorer le bien-être général.

- **Les thérapies naturelles** : La médecine moderne reconnaît de plus en plus les méthodes de guérison naturelles telles que le jeûne, l'hydrothérapie et la luminothérapie comme faisant partie d'une approche globale de la santé.

- **Médecine intégrative** : cette orientation médicale moderne combine des méthodes de guérison traditionnelles avec des pratiques médicales conventionnelles afin d'offrir un traitement plus complet qui tient compte à la fois du corps et de l'esprit.

- **Homéopathie** : bien que controversée et souvent critiquée sur le plan scientifique, l'homéopathie, qui repose sur le principe "le semblable doit être soigné par le semblable", est pratiquée dans de nombreux pays comme forme de thérapie complémentaire.
- **Moxibustion** : une pratique de médecine traditionnelle chinoise qui consiste à brûler de l'armoise séchée pour chauffer des points spécifiques du corps. Cette méthode est souvent utilisée en combinaison avec l'acupuncture pour traiter les douleurs et améliorer la circulation sanguine.
- **Réflexologie** : basée sur l'idée que certains points des mains et des pieds sont reliés à d'autres parties du corps, cette méthode est utilisée pour se détendre et favoriser la santé de certains organes.
- **phytothérapie traditionnelle chinoise** : souvent utilisée dans la médecine moderne en complément des traitements occidentaux pour traiter une grande variété de troubles, des problèmes digestifs aux douleurs chroniques.
- **Thérapie florale de Bach** : méthode développée par Edward Bach qui prévoit l'utilisation d'élixirs floraux pour la guérison émotionnelle. Elle est utilisée dans la médecine alternative moderne pour améliorer l'équilibre émotionnel.
- **Reiki** : technique de guérison énergétique japonaise utilisée pour se détendre, réduire le stress

et favoriser la guérison physique et émotionnelle.

- **Conseils diététiques et de style de vie ayurvédiques** : dans la médecine intégrative moderne, les principes diététiques et de style de vie ayurvédiques sont souvent utilisés pour améliorer la santé générale et traiter des problèmes de santé spécifiques.

- **Shiatsu** : technique de massage japonaise qui fait intervenir les points de pression et les méridiens du corps afin de soulager les tensions et de favoriser le bien-être.

- **Thérapie par cupping** : cette thérapie, qui consiste à créer une dépression en appliquant des ventouses sur la peau, est utilisée en physiothérapie moderne et dans les centres de bien-être pour stimuler la circulation sanguine et soulager les tensions musculaires.

- **Musique et thérapie sonore** : l'utilisation de la musique et du son pour améliorer le bien-être émotionnel et psychique, une pratique enracinée dans de nombreuses cultures traditionnelles, est également utilisée dans la pratique thérapeutique moderne.

- **Massage Tuina** : une forme de travail corporel chinois qui utilise des techniques manuelles et l'acupression pour réguler le flux du Qi (énergie vitale) dans le corps et soulager les tensions musculaires.

- **Thérapie Kneipp** : basée sur les enseignements de Sebastian Kneipp, cette thérapie, qui comprend l'utilisation de l'eau, des herbes, de l'exercice et de l'alimentation, est utilisée pour améliorer la santé générale et prévenir les maladies.
- **Diététique chinoise** : l'utilisation d'aliments et d'herbes selon les principes traditionnels chinois pour le traitement et la prévention des maladies est également utilisée dans les conseils nutritionnels modernes.
- **Gua Sha** : il s'agit d'une pratique thérapeutique traditionnelle chinoise qui consiste à traiter la peau avec un outil de grattage afin de stimuler la circulation sanguine et de réduire l'inflammation. Elle est utilisée en physiothérapie moderne et dans le domaine du bien-être.
- **Médecine tibétaine** : certains éléments de la médecine traditionnelle tibétaine, comme les techniques de méditation et les traitements à base de plantes, sont utilisés dans la médecine intégrative moderne pour réduire le stress et traiter les maladies chroniques.
- **Hydrothérapie naturopathique** : utilisation de l'eau sous différentes formes et températures pour traiter différents états de santé, une pratique basée sur les principes de l'hydrothérapie.
- **Bains aux herbes** : l'utilisation d'additifs à base d'herbes dans les bains, une pratique traditionnelle dans de nombreuses cultures, est utilisée dans la thérapie moderne de bien-être et de

physiothérapie pour la relaxation et le traitement des problèmes de peau et des douleurs musculaires.

- **Acupuncture auriculaire** : une forme spécialisée d'acupuncture qui se concentre sur l'oreille et qui est utilisée en médecine moderne pour traiter la douleur et aider à arrêter de fumer ou à perdre du poids.
- **la médecine traditionnelle africaine** : certains éléments, comme l'utilisation de certains extraits de plantes, sont étudiés dans la recherche pharmaceutique moderne et utilisés pour le développement de nouveaux médicaments.
- **Feng-shui** : bien que principalement connu en tant que principe architectural, le feng-shui est parfois utilisé dans la conception moderne de l'environnement et de l'espace afin de créer un environnement harmonieux et favorable à la santé.

Ces exemples montrent que l'application moderne de la médecine traditionnelle est très variée, allant des méthodes de traitement physique aux approches diététiques et à l'aménagement de l'environnement. L'intégration de ces pratiques traditionnelles dans la médecine moderne se fait souvent dans le but d'offrir des soins de santé holistiques qui prennent en compte les aspects physiques et psychologiques de la santé. Comme pour tous les traitements médicaux, il est important que ces pratiques soient effectuées sous la supervision de professionnels et conformément aux connaissances et aux normes scientifiques.

Problèmes modernes de la médecine traditionnelle

L'application moderne de la médecine traditionnelle est confrontée à de multiples défis, résultant de la tension entre les méthodes de guérison traditionnelles et la pratique médicale moderne, des questions éthiques, ainsi que de la nécessité d'une validation scientifique. Ces défis sont essentiels pour l'intégration de la médecine traditionnelle dans le système de santé et pour son acceptation dans la société actuelle.

L'un des plus grands défis est la validation scientifique et la standardisation des méthodes et remèdes de la médecine traditionnelle. De nombreux remèdes et pratiques traditionnels sont basés sur des preuves anecdotiques et des traditions séculaires, dont l'efficacité et la sécurité doivent être vérifiées dans le cadre d'études cliniques afin de les intégrer dans la médecine moderne. Cela nécessite des recherches approfondies et peut souvent être difficile en raison de la complexité des ingrédients naturels et de la composition variable des recettes traditionnelles.

Un autre problème est la préservation des connaissances traditionnelles. De nombreuses pratiques médicales traditionnelles sont transmises oralement et sont profondément enracinées dans les cultures et les communautés locales. Avec la mondialisation et la disparition des cultures indigènes, ces connaissances précieuses risquent de se perdre. Parallèlement, le défi se pose de savoir comment utiliser ces connaissances de manière éthique et respectueuse, notamment en ce qui concerne les droits des peuples indigènes et des communautés locales.

L'assurance qualité et le contrôle sont un autre sujet important. De nombreux produits de la médecine traditionnelle sont fabriqués sans processus de fabrication standardisés ni contrôles de qualité. Cela peut conduire à des incohérences en termes d'efficacité et de sécurité. De plus, il existe des inquiétudes concernant les impuretés ou un étiquetage incorrect, ce qui peut mettre en danger la sécurité des patients.

L'intégration dans le système de santé existant constitue également un défi. Il s'agit de jeter un pont entre les guérisseurs traditionnels et les professionnels de la santé modernes afin de garantir des soins holistiques et coordonnés. La sensibilité culturelle et la compréhension des différentes approches jouent un rôle crucial à cet égard.

L'utilisation durable des ressources est également une préoccupation croissante. De nombreuses plantes et autres ressources naturelles utilisées dans la médecine traditionnelle sont menacées ou surexploitées. Il est important de promouvoir des pratiques durables afin de garantir la biodiversité et la disponibilité à long terme de ces ressources.

En résumé, les défis de la médecine traditionnelle moderne nécessitent une approche équilibrée qui respecte la science et la tradition, promeut des pratiques éthiques et durables et vise à intégrer les meilleurs éléments de la médecine traditionnelle dans la pratique médicale moderne. Seule une telle approche intégrative permettra à la médecine traditionnelle de réaliser son plein potentiel et de contribuer à l'amélioration des soins de santé mondiaux.

Guide pratique pour l'utilisation de la médecine traditionnelle

Comment utiliser les remèdes populaires de manière sûre et efficace

L'utilisation sûre et efficace des remèdes populaires nécessite une compréhension équilibrée de leurs applications traditionnelles, de leurs effets potentiels et de leurs limites. Il est important de se rappeler que, même si de nombreux remèdes populaires peuvent être utiles, ils ne remplacent pas nécessairement un traitement médical professionnel. Voici quelques lignes directrices pour utiliser les remèdes populaires de manière sûre et efficace :

Renseignez-vous bien : avant d'utiliser un remède populaire, faites des recherches approfondies sur ses applications traditionnelles, ses effets possibles et ses risques connus. Des sources fiables telles que des études scientifiques, des livres spécialisés ou des conseils d'experts en médecine traditionnelle sont très importantes à cet égard.

Consultez un professionnel de la santé : il est indispensable de consulter un médecin ou un professionnel de la santé qualifié avant d'utiliser un remède populaire. Ceci est particulièrement important si vous prenez déjà des médicaments ou si vous souffrez de maladies chroniques, car il peut y avoir des interactions ou des effets secondaires indésirables.

Commencez avec prudence : lorsque vous commencez un nouveau remède, commencez toujours par une petite dose afin de voir comment votre corps réagit. Observez attentivement les éventuels effets secondaires ou les réactions allergiques.

Veillez à la qualité et à l'origine : achetez des produits thérapeutiques auprès de sources fiables. Assurez-vous que les produits sont de qualité supérieure et ne contiennent pas d'impuretés nocives. Pour les herbes et les plantes, il est également important de savoir comment elles ont été cultivées et récoltées.

Soyez critique vis-à-vis des affirmations exagérées : Soyez sceptique face aux remèdes présentés comme miraculeux ou comme guérissant un large éventail de maladies sans lien entre elles. Les remèdes populaires peuvent avoir un effet de soutien, mais ils ne sont pas une panacée.

Comprenez les limites : Les remèdes populaires peuvent être utiles en cas de troubles légers, mais en cas de conditions graves ou mettant la vie en danger, il est important de faire appel à une aide médicale professionnelle. Ils ne doivent jamais être utilisés comme substitut à un traitement médical urgent.

Prenez en compte les aspects culturels : De nombreux remèdes populaires sont profondément enracinés dans des traditions culturelles spécifiques. Il est important de respecter ces aspects et de comprendre comment ils peuvent influencer l'utilisation et les effets des remèdes.

Documentez vos expériences : Tenez un journal de vos expériences avec les remèdes populaires. Notez ce que vous avez pris, à quelle dose et comment votre corps a réagi. Cela peut être utile pour évaluer l'efficacité et fournir des informations utiles lors de futures consultations avec votre médecin.

tenir compte du mode de vie et de l'alimentation : Les remèdes populaires font souvent partie d'une approche globale de la santé. Veillez à avoir une alimentation équilibrée, à faire suffisamment d'exercice et à gérer votre stress afin de soutenir l'efficacité des remèdes.

En prenant ces mesures, vous pouvez profiter des avantages des remèdes populaires tout en vous assurant que votre santé n'est pas menacée. Il est toujours important de trouver un juste équilibre entre les remèdes traditionnels et les soins médicaux modernes.

Interactions avec les médicaments modernes

L'interaction des remèdes populaires avec les médicaments modernes est un aspect critique qui nécessite une attention particulière. De nombreuses substances naturelles présentes dans les remèdes populaires peuvent interagir avec des médicaments délivrés sur ordonnance ou en vente libre, ce qui peut entraîner des effets indésirables. Ces interactions peuvent augmenter ou diminuer l'efficacité des médicaments, augmenter les effets secondaires ou même causer de nouveaux problèmes de santé.

Une compréhension de base des interactions possibles et une prise de conscience des risques sont essentielles pour garantir que les remèdes populaires et les médicaments modernes puissent être utilisés efficacement et en toute sécurité. Il existe différents mécanismes par lesquels de telles interactions peuvent se produire :

Les interactions pharmacocinétiques : Elles se produisent lorsqu'un remède populaire influence la manière dont un médicament est absorbé, distribué, métabolisé ou éliminé par le corps. Par exemple, certaines herbes peuvent induire ou inhiber des enzymes dans le foie qui sont responsables de la dégradation de nombreux médicaments. Cela peut entraîner une métabolisation plus rapide ou plus lente que prévu des médicaments, ce qui nuit à leur efficacité et à leur sécurité.

Interactions pharmacodynamiques : Ce type d'interaction se produit lorsqu'un remède populaire et un médicament ont des effets similaires ou opposés sur le corps. S'ils ont des effets similaires, cela peut conduire à un effet renforcé, comme par exemple une tendance accrue aux saignements lors de la combinaison de médicaments fluidifiant le sang avec des herbes qui ont également des propriétés fluidifiantes du sang. Des effets opposés peuvent entraîner une diminution de l'efficacité d'un médicament.

Les interactions directes : Dans certains cas, les composants des remèdes populaires peuvent réagir directement avec certains médicaments et modifier leur structure ou leur fonction. Ces interactions chimiques directes sont moins fréquentes, mais elles peuvent avoir des conséquences graves.

Pour minimiser les risques de ces interactions, il est important de suivre les étapes suivantes :

Informez vos médecins et pharmaciens : informez tous les prestataires de soins de santé des remèdes populaires que vous utilisez. Cela est essentiel pour éviter les interactions et garantir un traitement sûr.

Soyez prudent avec l'automédication : évitez l'automédication avec des remèdes populaires, surtout si vous prenez déjà des médicaments. Demandez toujours l'avis d'un professionnel de la santé qualifié.

Surveillance et évaluation : si vous prenez simultanément des remèdes populaires et des médicaments modernes, soyez attentif aux signes de réactions inhabituelles et informez immédiatement un médecin si de telles réactions se produisent.

Informations à jour sur vos médicaments et remèdes : ayez à disposition une liste à jour de vos médicaments et remèdes populaires, y compris les doses et les plans de prise. Cela peut vous sauver la vie dans les situations d'urgence.

Prudence en cas de risque élevé : soyez particulièrement prudent si vous prenez des médicaments qui présentent un risque élevé d'interactions dangereuses, tels que des anticoagulants, des médicaments pour contrôler le diabète ou des médicaments pour le cœur.

Le respect scrupuleux de ces directives peut contribuer à garantir une utilisation sûre et efficace des remèdes populaires parallèlement aux médicaments modernes. N'oubliez pas que la sécurité sanitaire est toujours prioritaire et qu'un conseil professionnel est indispensable si vous décidez de suivre un traitement à base de remèdes populaires.

Quand chercher une aide médicale

Il est important de reconnaître quand une aide médicale professionnelle devrait être utilisée à la place ou en plus des remèdes populaires. La médecine populaire peut être utile dans de nombreux cas, mais il y a des situations où elle ne suffit pas ou peut même être dangereuse. Voici quelques lignes directrices qui peuvent vous aider à décider quand il est temps de demander une aide médicale professionnelle :

En cas de symptômes graves ou persistants : si vous ressentez des symptômes graves ou persistants, tels que des douleurs intenses, des difficultés respiratoires graves, une fièvre persistante ou des saignements incontrôlés, vous devez consulter immédiatement un médecin. Les remèdes populaires peuvent être insuffisants dans de tels cas et un traitement retardé peut entraîner une aggravation de l'état.

En cas de suspicion de maladie grave : Si vous soupçonnez que vous souffrez d'une maladie grave, il est important d'obtenir un diagnostic professionnel. C'est notamment le cas pour des états tels que l'infarctus du myocarde, l'accident vasculaire cérébral, les infections graves ou le cancer. L'automédication sans diagnostic médical peut être dangereuse dans de tels cas.

Si l'état ne s'améliore pas malgré les remèdes populaires : si vous ne constatez aucune amélioration de votre état après avoir utilisé des remèdes populaires ou si vos symptômes s'aggravent, il est temps de consulter un médecin. Cela pourrait être le signe que le traitement choisi n'est pas efficace ou qu'une maladie plus grave est présente.

Si vous êtes enceinte ou souffrez d'une maladie chronique : Les femmes enceintes et les personnes souffrant de maladies chroniques, telles que le diabète, les maladies cardiaques ou les maladies auto-immunes, doivent être particulièrement prudentes lors de l'utilisation de remèdes populaires. Dans ces cas, il est conseillé de demander l'avis d'un médecin avant d'utiliser des remèdes populaires afin d'éviter des interactions ou des effets secondaires indésirables.

En cas de symptômes peu clairs : si vous avez des symptômes dont vous ne connaissez pas la cause ou qui sont multiples et déroutants, vous devriez demander l'aide d'un professionnel. Un médecin peut établir un diagnostic précis et proposer le meilleur plan de traitement.

Chez les enfants et les personnes âgées : les enfants et les personnes âgées sont tous deux plus susceptibles de souffrir de complications et peuvent avoir des besoins médicaux spécifiques. Dans de tels cas, il est important de consulter un médecin avant d'utiliser des remèdes populaires.

Si vous prenez déjà des médicaments : Si vous prenez des médicaments sur ordonnance, il est important de consulter un médecin avant d'essayer des remèdes populaires afin d'éviter d'éventuelles interactions néfastes.

Le plus important est d'écouter votre corps et de demander conseil à un professionnel en cas de doute ou d'inquiétude. La médecine moderne et la médecine populaire peuvent souvent aller de pair, mais la sécurité et l'efficacité du traitement devraient toujours prévaloir.

L'avenir de la médecine traditionnelle

L'avenir de la médecine traditionnelle est un domaine qui se développe à l'intersection de la tradition, de l'innovation et de la science. Avec l'intérêt croissant pour les méthodes de guérison naturelles et holistiques et la prise de conscience de l'importance de la préservation des savoirs thérapeutiques traditionnels, on peut s'attendre à ce que la médecine traditionnelle joue un rôle de plus en plus important dans les soins de santé mondiaux.

L'une des principales tendances pour l'avenir de la médecine traditionnelle est son intégration progressive dans le système de santé conventionnel. Ce processus implique une étude et une validation scientifiques plus poussées des pratiques et des remèdes traditionnels. Les études cliniques et la recherche permettent d'accroître les connaissances sur l'efficacité et la sécurité des méthodes de guérison traditionnelles, ce qui peut conduire à une plus grande acceptation et utilisation de ces méthodes dans le cadre de la médecine conventionnelle. Cette intégration peut également conduire à une meilleure communication et collaboration entre les praticiens de la médecine traditionnelle et les médecins traditionnels, ce qui pourrait améliorer les soins aux patients et favoriser une approche plus holistique de la santé.

La numérisation et la diffusion de l'information jouent également un rôle crucial dans l'avenir de la médecine traditionnelle. Grâce à Internet et aux médias sociaux, l'accès aux informations sur les méthodes de guérison traditionnelles s'est considérablement élargi. Cela offre des opportunités pour l'éducation et la sensibilisation, mais comporte également le risque d'informations erronées et d'une utilisation inappropriée. Il sera donc important de créer des sources d'information fiables et vérifiées et de promouvoir l'alphabétisation numérique dans le domaine de la santé.

Un autre aspect important est l'utilisation durable et la protection des ressources naturelles, qui sont essentielles pour de nombreux remèdes traditionnels. La demande croissante de remèdes naturels accroît également la nécessité de gérer et de protéger ces ressources de manière durable. Cela implique la promotion de méthodes de culture durables, la préservation de la biodiversité et la protection des connaissances traditionnelles des communautés autochtones et locales.

En ce qui concerne la formation et la réglementation, il sera important d'établir des normes garantissant la qualité et la sécurité dans la pratique de la médecine traditionnelle. Cela pourrait inclure le développement et la reconnaissance de programmes de formation, de certifications et de licences professionnelles pour les praticiens de la médecine traditionnelle.

Le développement futur de la médecine traditionnelle sera également influencé par des facteurs culturels, politiques et économiques. Dans un monde de plus en plus globalisé, les méthodes de guérison traditionnelles de différentes cultures pourraient converger et donner naissance à de nouvelles formes de guérison. Parallèlement, il sera toujours important de se pencher sur les questions éthiques, telles que la protection de la propriété intellectuelle et l'accès équitable aux remèdes.

Tendances actuelles et orientations de la recherche

Le paysage actuel de la médecine traditionnelle est marqué par différentes tendances et orientations de recherche visant à combiner les méthodes de guérison traditionnelles avec les connaissances scientifiques et les technologies modernes. Ces évolutions s'expliquent par la reconnaissance croissante de l'importance des connaissances traditionnelles et par la demande croissante de méthodes de traitement naturelles et holistiques.

L'une des principales tendances de la recherche sur la médecine traditionnelle est la validation scientifique des remèdes traditionnels. Il existe un nombre croissant d'études visant à examiner l'efficacité et la sécurité des plantes médicinales, des produits naturels et d'autres formes de traitement traditionnel. Ces études utilisent des méthodes de recherche modernes, notamment des essais cliniques, des analyses pharmacologiques et des études génétiques, afin de comprendre les mécanismes d'action de ces remèdes et de prouver leur efficacité thérapeutique. Cela contribue à combler le fossé entre les connaissances thérapeutiques traditionnelles et la médecine moderne fondée sur des preuves.

Une autre tendance importante est l'intégration des méthodes de guérison traditionnelles dans les soins de santé conventionnels. De nombreux établissements de santé et praticiens commencent à intégrer des éléments de la médecine traditionnelle dans leurs approches thérapeutiques. Cela implique non seulement l'utilisation de remèdes traditionnels, mais aussi l'adoption de philosophies de traitement holistiques qui intègrent le corps, l'esprit et l'environnement dans le processus de guérison.

L'étude des interactions entre les remèdes traditionnels et les médicaments modernes est également un domaine de recherche important. Étant donné que de nombreux patients utilisent à la fois des médicaments traditionnels et conventionnels, il est essentiel de comprendre les interactions et les risques potentiels. Cette recherche contribue à l'élaboration de lignes directrices pour une combinaison sûre et efficace de différentes formes de traitement.

Les technologies numériques jouent également un rôle de plus en plus important dans la médecine traditionnelle. L'utilisation d'applications de santé, de plateformes en ligne et de la télémédecine ouvre de nouvelles possibilités de diffuser et de rendre accessible le savoir médical traditionnel. Parallèlement, elles permettent aux chercheurs de collecter et d'analyser de grandes quantités de données afin d'identifier des modèles et des effets dans l'application des méthodes de guérison traditionnelles.

La durabilité et l'utilisation éthique des ressources naturelles sont également des questions importantes dans la recherche en médecine traditionnelle moderne. Face à la surexploitation et à la perte de la biodiversité, les chercheurs se concentrent sur le développement de pratiques durables pour l'extraction et l'utilisation des plantes médicinales et d'autres ressources naturelles. Cela inclut également l'examen des droits et des connaissances des peuples indigènes, qui sont souvent les gardiens des méthodes de guérison traditionnelles.

En résumé, les tendances et les orientations actuelles de la recherche en médecine traditionnelle reflètent un intérêt croissant pour l'intégration des pratiques thérapeutiques traditionnelles dans les soins de santé modernes. Elles soulignent l'importance de la recherche scientifique pour la compréhension et la validation de ces pratiques, tout en mettant l'accent sur la protection des ressources naturelles et la reconnaissance des savoirs traditionnels. Ces évolutions contribuent à faire de la médecine traditionnelle un élément précieux et pertinent du système de santé mondial.

Qu'est-ce qui va suivre ?

On peut s'attendre à ce que la médecine traditionnelle joue un rôle de plus en plus important dans le paysage sanitaire mondial dans les années à venir, avec les aspects suivants qui ressortent particulièrement :

Validation scientifique et recherche : la communauté scientifique montre un intérêt croissant pour l'étude des méthodes de guérison traditionnelles. Les essais cliniques, les analyses pharmacologiques et d'autres méthodes de recherche permettent de valider les pratiques et les remèdes traditionnels. Cela contribue à combler le fossé entre les connaissances traditionnelles et la médecine moderne fondée sur des preuves et à accroître l'acceptation de la médecine traditionnelle dans le système de santé.

Intégration dans la médecine conventionnelle : on observe une tendance croissante à l'intégration d'éléments de la médecine traditionnelle dans la pratique médicale conventionnelle. Cela pourrait se manifester par une collaboration accrue entre les médecins conventionnels et les praticiens traditionnels, l'introduction de cours de médecine traditionnelle dans les programmes de formation médicale et l'intégration de méthodes de traitement alternatives dans les soins aux patients.

Numérisation et accessibilité : la numérisation permet un accès plus large aux informations sur la médecine populaire et son utilisation. Des applications, des cours en ligne et des plateformes pourraient contribuer à diffuser les connaissances sur les méthodes de guérison traditionnelles tout en favorisant la mise en réseau globale entre les praticiens et les personnes intéressées.

Durabilité et approvisionnement éthique : face à la demande croissante de produits thérapeutiques naturels, l'utilisation durable des ressources devient de plus en plus importante. La recherche et les pratiques axées sur l'extraction et l'utilisation durables des plantes médicinales et autres produits naturels gagneront en importance. Cela inclut la protection de la biodiversité et le respect des connaissances traditionnelles des peuples indigènes.

Mise en réseau et échange à l'échelle mondiale : la médecine traditionnelle bénéficiera de plus en plus d'un échange mondial de connaissances et de pratiques. La mise en commun de méthodes de guérison issues de différentes cultures peut donner naissance à des approches thérapeutiques innovantes et intégratives.

Réglementation et standardisation : afin de garantir la sécurité et l'efficacité de la médecine traditionnelle, des réglementations et des normes plus strictes seront vraisemblablement introduites dans de nombreux pays. Cela pourrait inclure la certification des praticiens, l'assurance qualité des produits thérapeutiques et l'établissement de directives éthiques.

Médecine et technologie personnalisées : grâce aux progrès de la génomique et de la biotechnologie, des éléments de la médecine traditionnelle pourraient être intégrés dans des plans de traitement personnalisés. Cela permettrait d'adapter le traitement aux conditions génétiques, environnementales et personnelles de chaque individu.

Dans l'ensemble, la médecine traditionnelle est confrontée à un avenir prometteur, dans lequel ses pratiques seront non seulement préservées et appréciées, mais aussi développées et intégrées dans le système de santé par la science moderne et la mise en réseau mondiale. Cette évolution contribuera à la mise en place de soins de santé plus diversifiés, plus accessibles et plus complets, intégrant à la fois des approches thérapeutiques modernes et traditionnelles.

Intelligence artificielle et médecine traditionnelle

Le lien entre l'intelligence artificielle (IA) et la médecine traditionnelle ouvre un chapitre passionnant dans l'évolution de la recherche et de la pratique en matière de santé. Les technologies d'IA ont le potentiel de révolutionner et de compléter les méthodes de guérison traditionnelles de différentes manières.

Les systèmes d'IA excellent dans la reconnaissance de modèles dans de grandes quantités de données. Dans le contexte de la médecine traditionnelle, ils peuvent être utilisés pour analyser de nombreuses informations sur les plantes médicinales, les méthodes de traitement et leurs effets. Ils pourraient par exemple révéler des liens cachés entre différentes plantes médicinales et certaines maladies ou évaluer statistiquement l'efficacité de certaines pratiques.

De nombreuses informations sur la médecine traditionnelle sont ancrées dans des textes anciens, des traditions orales et des pratiques locales. Les outils d'IA peuvent aider à numériser ces connaissances et à les rendre accessibles aux chercheurs et aux praticiens du monde entier. Par exemple, des algorithmes de reconnaissance de texte et de traduction pourraient être utilisés pour analyser des manuscrits médicaux historiques et les traduire en langues modernes.

Des outils de diagnostic et des systèmes de recommandation basés sur l'IA pourraient créer des plans de traitement individuels intégrant des remèdes populaires. En prenant en compte les données des patients telles que les informations génétiques, le mode de vie et les réactions antérieures aux traitements, de tels systèmes pourraient proposer des suggestions thérapeutiques sur mesure combinant médecine traditionnelle et moderne.

Dans le domaine de la pharmacologie, l'IA peut aider à trouver de nouvelles applications médicales pour les remèdes traditionnels. En recherchant dans les bases de données les structures chimiques des ingrédients des plantes et leurs effets connus, l'IA peut identifier de nouveaux médicaments ou approches thérapeutiques possibles.

Les programmes éducatifs basés sur l'IA pourraient faciliter l'apprentissage et la diffusion des connaissances sur la médecine traditionnelle. Les assistants virtuels et les plateformes d'apprentissage interactives peuvent aider les profanes et les professionnels à s'informer et à comprendre les méthodes de guérison traditionnelles.

Les systèmes d'IA pourraient être utilisés dans le domaine de la santé publique pour surveiller et prédire les tendances des maladies, en particulier dans les régions où la population compte principalement sur la médecine traditionnelle. De tels systèmes pourraient aider à la détection précoce d'épidémies ou à la détection de changements dans l'état de santé d'une communauté.

L'IA peut également contribuer à surveiller la qualité et la sécurité des produits utilisés dans la médecine traditionnelle. L'apprentissage automatique et l'imagerie peuvent être utilisés pour identifier et classer les herbes médicinales et autres substances naturelles afin de détecter les impuretés ou les contrefaçons.

Dans l'ensemble, l'intégration de l'IA dans la médecine traditionnelle permet non seulement une utilisation plus efficace et plus ciblée des connaissances thérapeutiques traditionnelles, mais ouvre également de nouvelles voies pour leur préservation, leur recherche et leur application dans le monde moderne.

Conclusion

Il s'avère que la médecine populaire n'est pas seulement une relique d'une époque révolue, mais qu'elle joue encore aujourd'hui un rôle important dans de nombreuses cultures et communautés.

Nous avons vu que la médecine populaire recèle un riche héritage de connaissances et de pratiques cultivées au fil des générations. Elle reflète les relations étroites entre les personnes, leur environnement et leurs croyances, et offre un aperçu de la manière dont les différentes cultures conçoivent la santé, la maladie et la guérison. Parallèlement, nous avons rencontré les défis que pose l'intégration des méthodes de guérison traditionnelles dans la pratique médicale moderne, notamment les questions d'efficacité, de sécurité et les considérations éthiques.

À une époque où le monde est de plus en plus interconnecté et où les informations sont rapidement partagées, la possibilité s'ouvre de préserver mieux que jamais le savoir traditionnel en matière de guérison et de le rendre accessible aux générations futures. Il existe également un potentiel pour explorer ce savoir à l'aide de méthodes scientifiques modernes et peut-être acquérir de nouvelles connaissances sur la santé et la guérison.

Ce livre n'est pas seulement une source d'informations, mais aussi une incitation à la réflexion et à la discussion. Il invite à considérer la médecine populaire non pas comme une opposition à la médecine moderne, mais comme une approche complémentaire qui peut enrichir notre compréhension de la santé et de la guérison. La médecine populaire nous rappelle que la santé est plus que l'absence de maladie - elle est une interaction harmonieuse entre le corps, l'esprit et l'environnement.

Pour conclure, nous souhaitons souligner que l'appréciation et le respect de la diversité des traditions de guérison dans le monde constituent un pas important vers des soins de santé intégratifs et holistiques. Puisse ce livre contribuer à construire des ponts et à encourager les dialogues qui nous guideront tous vers une compréhension plus profonde de la santé et du bien-être.